"十四五"职业教育国家规划教材

 "十四五"职业教育河南省规划教材

老年心理护理

主　编　丁桂凤

副主编　杜一菲　王秀华　罗景莉
　　　　路宏建　韩建霞　张贵山

参　编　尹静静　申　佳　李晓絮
　　　　霍广英　常志华　詹　锴
　　　　黄　辉　王燕舞　郭　鹤

北京理工大学出版社
BEIJING INSTITUTE OF TECHNOLOGY PRESS

图书在版编目（ＣＩＰ）数据

老年心理护理 / 丁桂凤主编. -- 北京：北京理工
大学出版社，2021.10（2024.2重印）
ISBN 978 - 7 - 5763 - 0666 - 8

Ⅰ.①老… Ⅱ.①丁… Ⅲ.①老年人 – 护理学 – 医学
心理学 – 中等专业学校 – 教材 Ⅳ.① R471

中国版本图书馆 CIP 数据核字（2021）第 227923 号

责任编辑： 陈莉华	**文案编辑：** 陈莉华	
责任校对： 刘亚男	**责任印制：** 边心超	

出版发行 / 北京理工大学出版社有限责任公司
社　　址 / 北京市丰台区四合庄路 6 号
邮　　编 / 100070
电　　话 /（010）68914026（教材售后服务热线）
　　　　　　（010）68944437（课件资源服务热线）
网　　址 / http：//www. bitpress. com. cn

版 印 次 / 2024 年 2 月第 1 版第 3 次印刷
印　　刷 / 定州市新华印刷有限公司
开　　本 / 787 mm × 1092 mm　1 / 16
印　　张 / 12.25
字　　数 / 285千字
定　　价 / 34.00 元

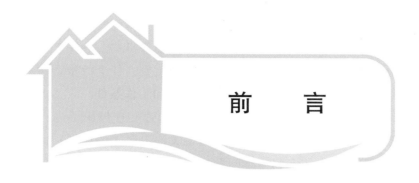

前　言

　　党的二十大报告指出："实施积极应对人口老龄化国家战略，发展养老事业和养老产业，优化孤寡老人服务，推动实现全体老年人享有基本养老服务。"我国是当今世界老年人数最多的国家，老年型年龄结构初步形成，根据国务院最新公布的《"十三五"国家老龄事业发展和养老体系建设规划》，2019年底，已有60岁及以上老年人口2.54亿；到2020年，60岁以上老年人口将增加到2.55亿人左右，占总人口比重将达到17.8%左右；高龄老年人将增加到2900万人左右，独居和空巢老年人将增加到1.18亿人左右，预计到2025年将突破3亿，2033年将突破4亿，2053年将达到4.87亿的峰值。养老问题相当重要，有效应对老龄化事关国家发展全局。实施积极应对人口老龄化国家战略，保障老年人的健康生活，推行健康老龄化，将是我国应对人口老龄化成本最低、效益最好的积极手段和有效途径。

　　老年人健康指标不仅仅指躯体健康，更要心理健康。但在瞬息万变的当今社会，随着年龄的增长、社会形势的发展、家庭结构的变迁以及人际关系的改变，老年人的感觉、知觉、适应能力、记忆能力、思维能力等会出现不同程度的障碍，还会因为各种身体问题产生引发老年人出现诸如抑郁、老年谵妄，孤独、恐见、多疑等认知情绪问题，老年人的精神文化心理情感需求是直接影响老年人身心健康以及生活质量的重要因素之一，这些认知情绪问题对老年人身心健康破坏程度极大，只有科学地认识老年人的此类问题，采取科学的心理护理技术对其进行照护，才能更大程度地维护老年群体的心理健康和生活质量。因此，重视、丰富老年人心理健康水平及认知情绪问题，对于实现健康老龄化、推动老龄社会健康可持续发展具有重要意义。

　　基于上述这些动态的需求和变化，国家出台了《"十三五"国家老龄事业发展和养老体系建设规划》（下称《规划》），《规划》具体指出了有关老年人精神关爱的基本内容和工作路径。第一，老年人精神关爱包括精神关爱、心理疏导、危机干预等三大内容;第二，建立家庭成员、专业机构和社会力量三大服务支柱。家庭成员重在情感关怀和心理沟通，精神卫生机构、社会工作服务机构、心理工作者、社会工作者等专业机构和人士重在提供心理关怀和精神关爱，社会力量重在开展老年人关爱活动;第三，要求城乡社区提供相关活动场所和工作条件。

《健康中国行动(2019-2030年)》指出，加强心理健康促进，有助于改善公众心理健康水平，提高公众幸福感。因此，关注老年人的认知和情绪心理问题意义重大，通过对老年人认知和情绪问题的认知、关注，提高对老年人的心理护理能力，有重大意义。

基于老龄化的到来，老年人照护的需求增加，根据国家关于老年人心理健康的有关政策，编写了这本适用于中职院校的老年相关专业的教材，为中职院校的老年服务与管理等相关专业的水平更上一层楼。

本教材实行项目教学制教学，注重实务教学，通过案例导入、思维导图、实训任务操作等多种模块分解操作，加强学生的理解操作能力，从而提升其心理护理水平。

本书的篇章安排：

本项目将通过对老年人常见的认知和情绪问题老年谵妄、抑郁障碍、痴呆（痴呆症（阿尔茨海默症））、谵妄的介绍，帮助学生了解老人老年谵妄、抑郁障碍、痴呆（痴呆症（阿尔茨海默症））、谵妄的等常见认知和情绪问题的分类、表现症状、风险因素、干预措施等内容，增强学生心理护理能力。

目　录

项目一 老年心理护理基本技能

在社区、养老机构等场所，老年人对心理服务工作存在较大的误解，很多老年人认为"心理咨询服务主要是针对有精神疾病、心理疾病的人，自己的心理没问题，不需要这类服务""我们最需要解决的是物质需求，而不是精神需求""我们主要患的是慢性病，患心理疾病的人很少"，等等，这些误解使他们对心理健康不重视。而在现实生活中，老年人很容易出现各种各样的心理问题，因此，对老年人进行心理护理之前进行恰当的心理健康教育，普及社区等机构的老年心理服务工作是很有必要的。

对老年人的心理护理，只有科学、有效、有针对性地采用恰当的心理护理技术，才能取得一定的效果。本项目从对老年人的心理状况评估开始，在此基础上详细介绍了可以选用的心理护理技能，并对每种技能的操作进行了交流和探讨。

老年人的心理问题与心身和社会形势都有一定的关系，因此在进行心理护理时要根据不同的心理状况选用合适的技能，只有在科学地评估老年人心理状况的基础上，采取恰当的心理护理技能对其进行照护，才能最大限度地维护老年人的心理健康和生活质量。因此，按照心理护理的程序，本项目分为四个任务：老年心理健康教育和老年护理概述、老年心理评估、老年心理咨询与心理治疗概述、常用的老年心理咨询和心理治疗技术。

任务一 老年心理健康教育和老年护理概述

【知识目标】

◇ 掌握老年心理健康教育的概念、内容和常用方法，以及老年心理护理的概念。

◇ 熟悉老年心理健康教育的原则、注意事项、目标和老年心理护理的内容。

◇ 了解老年心理健康教育的影响因素和老年心理护理的依据、原则。

【能力目标】

◇ 运用所学的老年心理健康教育的常用方法，具备组织开展养老机构、社区等心理健康教育活动的能力。

【素质目标】

◇ 复习所学的老年心理健康教育的概念、对象、目标、原则和内容等知识。辨别老年人心理健康教育几种常用方法的优缺点，有意识地提高对老年人进行心理健康教育的能力。

【思维导图】

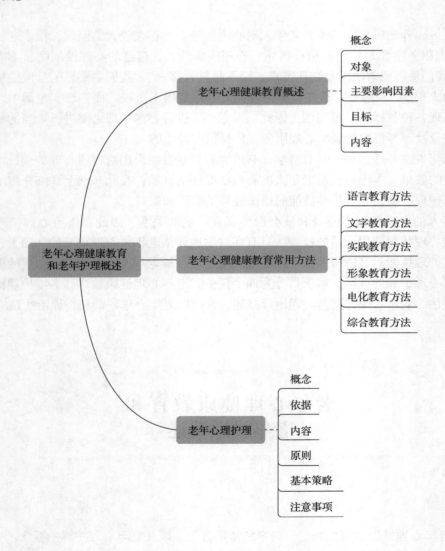

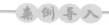案例导入

小张是某社区老年活动中心的一位工作人员。他发现该社区的老年人白天在活动中心下棋、打牌、唱歌等，晚上则在广场上热热闹闹地跳广场舞，社区的阅览室则显得有些空荡。小张想在 10 月 10 日"世界精神卫生日"这天组织一次老年心理健康教育活动，请你帮小张设计老年心理健康教育活动的内容和方式。

针对以上案例，你需要完成的任务是：

子任务一：了解老年心理健康教育的对象、目标、内容
子任务二：掌握老年心理健康教育常用方法
子任务三：掌握老年心理护理的内容、护理基本策略等

子任务一 老年心理健康教育概述

一、老年心理健康教育的概念

（一）健康教育

健康教育以全体公民为对象，通过生理的、心理的、社会的以及与健康密切相关的教育手段，向社会、家庭和个人传播卫生保健知识，纠正不良习惯，建立科学的生活方式，提高自我保健能力，进而达到身体、精神、社交等方面的健全状态。

（二）心理健康教育和老年心理健康教育

心理健康教育是根据个体或脆弱群体的生理、心理特点，以及社会环境对其的影响，运用心理学和教育学的原理和方法，采取有目的、有计划的措施，对被教育者进行教育，培养其健康的心理素质，促进其个性的全面成熟和发展，达到提高心理健康水平的目的。老年心理健康教育则是根据老年人的特点进行的心理健康教育。

二、老年心理健康教育的对象

老年心理健康教育的对象见图 1-1。

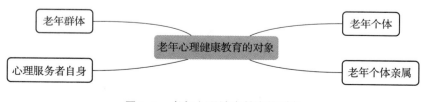

图 1-1 老年心理健康教育的对象

老年个体包括健康老年人、心理亚健康状态的老年人、有心理问题或疾患的老年人。

三、影响老年人心理健康的主要因素

　　我们了解了影响老年人心理健康的因素之后，才能对老年人进行有针对性的心理健康教育。影响老年人心理健康的因素主要有生理、社会、心理三个方面，见图1-2。

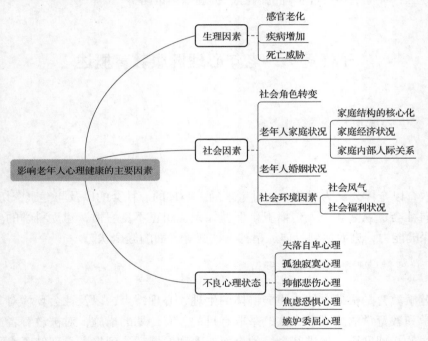

图1-2　影响老年人心理健康的主要因素

四、老年心理健康教育的目标

老年心理健康教育的目标见图1-3。

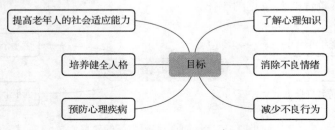

图1-3　老年心理健康教育的目标

五、老年心理健康教育的内容

老年心理健康教育的内容见图 1-4。

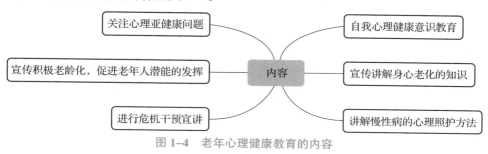

图 1-4　老年心理健康教育的内容

子任务二　老年心理健康教育常用方法

一、语言教育方法

语言教育方法又称口头教育方法，即通过语言的交流与沟通，讲解及宣传心理健康教育知识，增加老年人对心理健康知识的理性认识。它的优点在于简便易行，不需要特殊的设备，有较大的灵活性。语言教育常用的方法有讲授法、小组讨论法和会谈法。

（一）讲授法

讲授法是开展老年心理健康教育的常用方法。

讲授法是通过讲述、讲解、解读等方式，向老年人传递信息，叙述、描绘、解释专业知识的方法。讲授的内容可根据具体的对象，也可针对个体、群体，选择合适的内容，讲授时应注意：

（1）老年人的注意力保持的时间有限，讲授要短小精悍，时长不应超过一小时。

（2）讲授时要突出重点，一次讲授应突出一个主题，内容不宜过多，应详略得当。

其实施步骤见图 1-5。

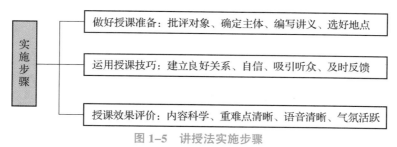

图 1-5　讲授法实施步骤

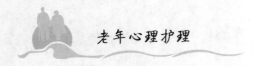

（二）小组讨论法

小组讨论法是指把老年人分成若干小组，向小组提出一定的任务或问题，在一位主持人的带领下，小组成员通过讨论，共同完成，共同解决。小组讨论法适合有相同心理健康需要的老年人，他们可以在一个小组中共同学习、交流经验、寻求帮助。在使用小组讨论法时，应注意以下事项。

1. 准备步骤

（1）明确讨论主题，拟定提纲。

（2）选择小组成员。选择同类人群，组成讨论小组。小组讨论能否完成依赖汇集起来的知识、经验和见解的多少。小组成员越多，汇总的知识、经验就会越多，但小组成员也不宜过多，成员过多，部分成员就很少甚至没有机会发表见解。因此，从特定的目标人群中，选择5~8名具有类似背景和经验的人组成一个小组。

（3）选择和培训记录员、观察员。

（4）选择合适的时间和地点。

（5）安排有利于面对面交谈的座位。

座位的安排可以参考图1-6。

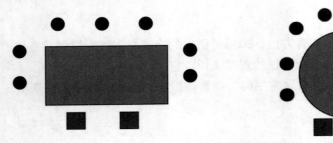

图1-6 座位的安排

2. 主持讨论的技巧

（1）提前到达。

（2）自我介绍。

（3）成员间相互介绍。

（4）运用提问技巧，鼓励发言。

（5）因势利导，控制局面。

（6）小结。

哪类老年人比较适合采用小组讨论法？

（三）会谈法

会谈是指两个人或多个人为达到某种目的，在彼此之间进行的一种以对话为主的交流。不同的会谈具有不同的目的和作用，根据相应的作用可分为三种，见图1-7。

在会谈中，心理健康教育者要注意接收、理解当事人的言语信息和非言语信息，同时，对老年人作出言语和非言语的反应。具体的会谈技巧详见心理咨询的技术。

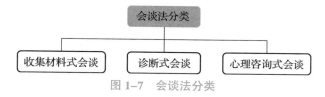

图1-7　会谈法分类

影响会谈的因素有空间因素和时间因素，具体分别见图1-8和图1-9。

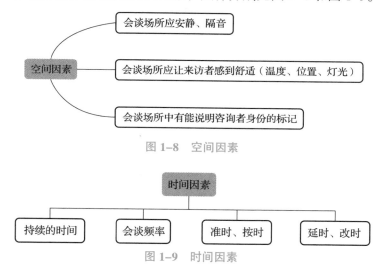

图1-8　空间因素

图1-9　时间因素

二、文字教育方法

文字教育方法是指通过一定的文字传播媒介并借助受教育者的阅读能力来达到心理健康教育目标的一种方法。常见的方法有阅读指导、制作宣传材料等。

（一）阅读指导

对文化程度较高或因各种原因无法参加讲授、团体辅导学习的老年人，可以通过指导他们阅读相关的心理科普读物和保健书籍，让他们获得心理卫生保健的相关知识和方法。阅读指导方式需要评估老年人的学习能力，在推荐读物时应选择正确的、有针对性的、适合老年人阅读习惯的书籍。同时，要及时解答老年人在阅读过程中遇到的问题和困惑。

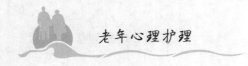

（二）制作宣传材料

制作适合老年人的标语、传单和手册等宣传材料来传播心理健康教育知识。

学习园地

面向个人的传播材料要注意：

（1）强调学习和使用材料的重要性，引起对方的重视。

（2）提示重点内容，引导教育对象加强学习和记忆。

（3）讲解具体的使用或操作方法，使教育对象能够遵照有关步骤自行操作。

面向大众的传播材料要注意：

（1）地点便利，选择目标人群经常经过又易于驻足的地方。

（2）位置适宜，挂贴的高度应以成人看阅时不必过于仰头为宜。

（3）定期更换，注意维护。

三、实践教育方法

实践教育方法是通过指导受教育者的实践操作，掌握一定的心理护理技能，并用于自我、家庭或社区护理的一种教育方法。示范法是常用的一种方法。

示范这种行为本身比较适合生理状况下降的老年人。通过实物和直观教具的示范，可以为培训对象演示正规的操作步骤及完整的程序，示范之后，要由培训对象即老年人在示范者的帮助下重复这一正确操作的过程，直至他们能够正确操作，这一步比示范本身更重要。

示范者注意事项：

（1）时间尽量短，但要有足够的时间来保证培训对象讨论及操作示范过程。

（2）示范者的位置：面对培训对象，保证每个人都能看清每个步骤。

（3）示范方法、程序准确，教具真实，边示范、边讲解。

（4）注意反馈：询问培训对象是否看明白、听清楚，及时发现问题，并加以完善。

（5）一次示范一种方法或内容。

（6）示范者要总结示范要点：概括关键环节或步骤，询问培训对象对示范内容是否理解或掌握。

示范法的基本步骤见表1-1。

表1-1 示范法的基本步骤

步骤	行为
1	准备所有示范物品
2	示范者进行简洁的讲述，如相关知识点、方法、基本要求等

续表

步骤	行为
3	示范整个操作过程
4	把整个操作过程分解成一个个简单的步骤，同时讲解每个步骤的操作要点
5	重新连贯示范整个操作过程
6	再次讲述操作过程中的注意事项
7	指导培训对象练习、操作，每步都操作正确后，开始进行连续操作
8	指出操作中的错误，及时纠正并给予指导

四、形象教育方法

形象教育方法是指以实物、标本、图画、模型、照片等形式传递心理健康知识的方法。它的特点主要体现在：

（1）生动、形象、直观。

（2）与文字材料配合可增强对知识的理解和记忆。

五、电化教育方法

电化教育方法是以广播、电视、网络、幻灯片等电化材料为工具开展心理健康教育活动的方法。

它的特点主要体现在：

（1）克服时空限制。

（2）表现超微结构。

六、综合教育方法

综合教育方法是将语言、文字、实践、形象、电化等多种心理健康教育方法进行适当配合、综合运用的一种心理健康教育方法。

子任务三　老年心理护理

一、心理护理的概念

心理护理是运用心理学的理论和技术，针对护理对象现存的和潜在的心理问题、心理需要及心理状态，通过语言和非语言的沟通，给予其关怀、支持和帮助，以解决其心理问题，满足其心理需要，改变其不良心理状态和行为，从而提高其适应能力，促进其康复，保持其最佳健康状态的护理过程。

二、老年心理护理的依据

现代科学证明，神经系统是产生心理活动的物质基础，大脑是心理活动最重要的器官，一切心理活动都是在客观现实的影响下，通过神经系统特别是大脑的活动而实现的。除了神经系统直接参与调节人们的心理活动，内分泌系统也与人的心理活动有很大关系。生理保健可使有机体保持健康，为心理保健提供物质基础。

反过来，心理保健对生理保健也有极大的促进作用。健康的心理为人们建立科学的生活保健方式提供了精神基础，使有机体的活动更加符合规律，整体促进生理健康水平的提高。健康的心态促使有机体的内分泌正常，激素水平正常，兴奋和抑制协调平衡，使肌电、皮电、心率、呼吸更适宜，有利于生理健康的发展。健康的心态和良好的心理素质提供了良好的心理感知力、心理抵抗力、心理耐受力和心理康复力，从而提高了应对心理刺激的能力，避免了应激不良对有机体的伤害。

三、老年心理护理的内容

老年心理护理的内容包括以下几个方面，见图 1-10。

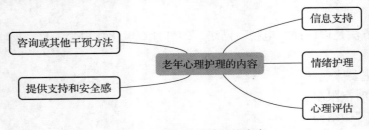

图 1-10　老年心理护理的内容

(一) 信息支持

信息支持的内容包括信息的内容和数量、提供信息的时间安排、提供方式等因素，同时要考虑这些因素之间的相互作用。例如，一位需要做外科手术的老年人，如果性格内向，则需要在术前较长的一段时间内，向他说明手术的详细信息。相反，如果他很外向，则其对信息支持的需要不多，仅需在术前提供一些简单信息即可。因此，进行心理护理前首先应评估老年人的个性特征，再进行有针对性的个性化心理护理。

(二) 情绪护理

情绪护理是心理护理的重要组成部分，包括情绪表达、情感宣泄与情绪调控。美国心理学家马斯洛指出，患者与治疗者之间建立良好的人际关系是最好的心理药物。因此，护理人员通过与老年人建立良好的关系，可以促进老年人的情绪表达，从而实现对其情绪状态的主观评价，帮助其缓解恶劣情绪。对情绪过于激动的老年人，可让其以合理的方式宣泄不良情绪。

（三）心理评估

评估老年人的心理，是心理护理的基本内容之一，准确评估是优选心理护理对策的前提。评估包括监控和检测老年人的心理状态、心理变化过程等。评估方法包括观察法、访谈法和量表法等。

（四）咨询或其他干预方法

在对老年人的心理进行评估的基础上，需应用专业的心理干预技术，如认知疗法、放松疗法、催眠、行为矫正等方法。这些心理学上的理论、技术和方法是科学实施心理护理的基础和指南。

（五）提供支持和安全感

学者们认为，支持就是帮助老年患者减轻因疾病和治疗所产生的心理负担，支持的核心就是为老年患者提供安全感。护理人员应使用一切可能的手段，或与老年人建立良好的护理关系，或促使老年人之间的相互交流，尤其是病友间的交流沟通等，为老年人提供支持与安全感。

心理护理涵盖以上五个方面，有各自的特点和作用，贯穿于护理活动的始终，互相联系，互相依赖。在实施心理护理的过程中，只有有机地运用这些方面，双方设立共同目标，老年心理护理工作才能取得更好的效果。

四、老年心理护理的原则

老年心理护理工作，有特殊的规律和专业的要求。为了实现护理目标，在心理护理实践中，我们还应遵循下列工作原则，见表1-2。

表1-2　老年心理护理的原则

原则	具体内容
交往原则	心理护理是以良好的人际关系与人际交往为基础的，通过交往可以协调双方关系，满足需要，减少孤独，增进感情。交往有利于护理工作的顺利进行，有助于老年人保持良好的心理状态。护理人员要在日常护理过程中注意个人的仪容仪表，常与老年人交流，多关心、尊重他们，多方了解其需要、动机、个性和行为习惯
服务性原则	心理护理具有服务性，护理人员应以服务的态度为老年人提供技术服务和生活服务，以满足其心理需要
针对性原则	护理人员应当根据每个老年人在年龄或疾病的不同阶段所表现的不同心理状态，有针对性地采取各种对策，做到因人而异
启迪性原则	护理人员在给老年人进行心理护理时，应运用心理学知识向其进行健康教育，给其以启迪，改变其认知水平，消除他们对疾病、死亡和当前生活状况所持有的错误观念，使他们的态度由消极变为积极

原则	具体内容
自我护理原则	自我护理是心理健康的表现，有助于维持老年人的自尊、自信，满足其心理需求。护理人员应启发、帮助和指导老年人尽可能地进行自我护理
早期预防原则	高血压、心脏病、糖尿病等疾病的产生随着老年患者人格与主导情绪的改变而变化，如高血压导致的脑卒中患者会过多地产生焦虑，并具有性格内向、情绪不稳定的个性特征。因此，在疾病的早期，应尽早干预
持之以恒原则	对老年人需要连续性照顾，开展长期的心理护理工作。对各年龄段的健康老年人和患病老年人均应做好细致、耐心、持之以恒的护理，减轻老年人因衰老、疾病所遭受的痛苦，为他们生命的最后阶段提供系统的心理护理和社会支持
全社会参与心理护理原则	老年护理必须兼顾医院、家庭和社会。心理护理工作不仅是在病房、医院，也包括在社区和全社会

五、老年心理护理的基本策略

老年心理护理的基本策略见表 1-3。

表 1-3　老年心理护理的基本策略

基本策略	具体要求
广泛收集、分析心理信息	护理人员应尽快掌握老年人的身体状况、生活环境、社会经历和个性特点等信息，可通过心理测量收集老年人的个性特征、情绪体验等心理信息
老年心理护理目标设定	老年心理护理目标分为三种：长期目标，一般 6 个月以上才能达到；中期目标，一般 3~6 个月才能达到；短期目标，3 个月内能达到。目标设定要注意：①以老年个体或群体为中心，描述其行为、情绪、认知等的改变；②内容是病人心理状况及心理需要；③有确切时间安排，越早越好
帮助老年人建立良好的人际关系	建立护理人员与老年人的相互信任、相互尊重、相互爱护的良好关系，形成朋友间、病友间的良好人际关系
创造良好的居住环境	环境幽静清新，天花板应为乳白色或白色；室内墙壁、过道墙裙为淡蓝色或淡绿色；保持安静；适当播放轻音乐；居室布置简洁、整齐
加强心理健康教育	护理人员通过讲授、播放录像和录音、读书阅报等方式宣传心理知识，调动老年人的主观能动性，使老年人克服困难，积极生活、配合治疗
做好家属工作	护理人员在对老年人进行心理护理时，要向其家属宣传心理知识，帮助其家属更好地理解老年人

六、老年心理护理的注意事项

（1）心理护理的实施必须根据老年人的具体情况而定，选择合适的护理措施，一般每项护理措施的实施应经过老年人本人或其家属的知情和同意。

（2）在实施心理护理过程中，应该注意自己的立场，即不要以护理人员个人的价值观评判他人，而要将每个老年人看作一个独特的个体。

（3）在实施心理护理时，必须注意挖掘老年人自身的潜力，因为给其过多的心理支持容易造成其对护理人员产生过分依赖的心理，延缓其康复进程。

（4）护理人员在选择心理护理措施时，应以科学的心理学知识为指导，而不是只给老年人一般说教式的安慰。

（5）对自己不能单独解决或不属于自己专业范围内的老年人心理问题，建议护理人员寻求其他专业人员的帮助，不可大包大揽。

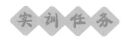

一、场地及设施要求

空旷教室，教室宽敞明亮、整洁，配有窗帘、可移动拼装桌椅和大屏幕等多媒体设备，以及胶带、白纸、画笔等实训课用品。

二、实训人员分组

运用抓数字或发纸牌等分组方法把学生按实训项目要求分成多个小组，每组寻找团队负责人，负责领导自己小组完成项目目标。

三、项目（案例）呈现

1. 案例呈现

小张是某社区老年活动中心的一位工作人员。他发现社区的老年人白天在活动中心下棋、打牌、唱歌等，晚上则在广场上热热闹闹地跳广场舞，社区的阅览室则显得有些空荡。小张想在 10 月 10 日"世界精神卫生日"这天，组织一次老年心理健康教育活动。

2. 教师提出问题

教师引导学生了解案例，根据学过的老年心理健康教育的常用方法，比较各方法的优缺点，分析案例中的具体情景，结合案例材料，启发学生探讨问题：请你帮小张设计老年心理健康教育活动的内容和方式。

3. 情景模拟

每个小组在负责人的领导下进行角色扮演，运用所学的老年心理健康教育的常用方法帮助小张解决问题。

四、参考答案

1. 需求问题分析

本案例主要针对社区老年活动中心，想在"世界精神卫生日"到来之际，组织老年心理健康教育活动，首先应确定目标人群，分析他们的特点，根据开展心理健康教育的场所、经费等，选用老年人容易接受、效果好的形式。

2. 确定内容和方式

因为这是普及性的心理健康教育活动，小张可以选取约 50 位 65~75 岁身体健康状况良好的老年人来参加，不建议选取行动不便的老年人，因为这样不利用开展活动；另外，65~75 岁的老年人在一般的社区人群中占比较大，能够代表社区老年人的心理服务需求。小张可以先开展如"我爱记歌词"活动选取老年人熟悉的老歌、拼图等暖场游戏活跃氛围；在活动场地周围，小张可以制作与老年人认知功能老化、老年人如何保持心理健康等内容相关的展板，等暖场游戏结束后，小张可以讲授展板上的内容，并组织老年人进行小组讨论。

五、分组汇报

各小组分别写出汇报提纲，并进行优缺点分析和可行性分析。教师对各小组的汇报进行评价，鼓励学生从多个角度思考、分析和解决问题，注重方案的切实可行性。

任务二
老年心理评估

【知识目标】

◇ 掌握心理评估的概念、原则，心理测验和常用的老年心理评定问卷相关内容。
◇ 熟悉观察法、访谈法，老年人心理评估的准备工作，常用的心理测验相关内容。
◇ 了解老年人心理评估的准备工作。

【能力目标】

◇ 能够运用所学的心理评估技术，根据老年人的具体心理状况选择合适的心理测验和心理评定量表，并能够对结果进行合理的解释。

【素质目标】

◇ 根据实际心理评估经验，复习所学的常用心理测验和心理评定量表等相关知识，有意识地提高心理评估的能力。
◇ 以团队协作的形式探讨、巩固各心理评估量表的相关知识和技能。

【思维导图】

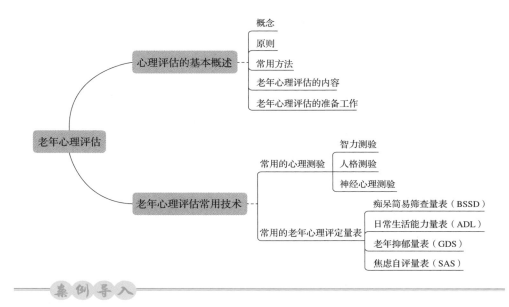

案例导入

　　张爷爷，78 岁，妻子已经去世，本人生活能够自理，身体状况尚可。张爷爷有 2 个儿子，都已结婚成家。由于工作原因，他们和张爷爷分开居住，平时也很少有时间来看望他，家中有一个钟点工照顾他。张爷爷最近被诊断出患有脑萎缩，医生说目前病情处于初期，只要按时服药，坚持锻炼，就能够控制病情的进一步发展。但是张爷爷知道自己患病之后情绪低落，多次表示自己活着没有意思，与其以后拖累他人，还不如现在死了算了。

　　请对张爷爷进行心理评估，确定评估内容。

　　心理评估是进行心理护理的基础，它是面向所有人群评估其心理品质及水平的一种方法，老年人相对其他个体或群体有其特殊之处，因此，在对老年人进行心理评估时，应注意其不同之处，做好相关准备工作。

　　针对以上案例，你需要完成的任务是：

　　子任务一：了解心理评估概念和原则，掌握心理评估常用方法

　　子任务二：掌握老年心理评估常用技术

子任务一　心理评估的基本概述

一、心理评估的概念

心理评估是依据心理学的理论和方法对评估对象的心理品质及水平做出综合评定和客

观描述的过程。

心理评估对老年心理护理工作具有重要的作用，是心理护理过程中不可或缺的重要环节，其功能主要体现在：一、筛查心理护理对象；二、提供心理护理实施依据；三、评估心理护理实施效果；四、开展心理护理的科学研究。

二、心理评估的原则

心理评估的原则如表1-4所示。

表1-4 心理评估的原则

原则	具体内容
客观性	由于心理现象的复杂性，心理评估具有间接性、相对性和模糊性等特点，不可能像物理检查那样客观准确。因而心理评估要尽量客观，切忌主观臆断，其结论要有依据，这就要求评估者收集的材料信息要全面真实，操作过程要真实可靠
综合性	人的心理是一个多维度、多侧面、多层次的复杂系统。在评估时，要对评估对象心理的各个方面及联系做出全面的、多角度的分析。同时要认识到心理评估具有一定的局限性，需结合其他方法和诊察结果综合评定
动态性	患者的心理活动受生理病理及环境等因素影响而不断发生变化，临床心理评估要因时而异，进行动态评估

三、心理评估的常用方法

临床心理评估（Clinical Psychological Assessment）常用观察、访谈和心理测验三种方法。前两种方法多为定性或半定量（如结构或半结构访谈），而心理测验则多为一种定量的心理评估方法。

（一）观察法

1. 观察法的概念

观察法是通过对研究对象的科学观察和分析，研究其心理行为规律的方法，可以分为自然观察法和控制观察法。其优点是可以直接取得被观察者不愿意或者没有能够报告的行为数据，缺点是观察的质量很大程度上依赖于观察者的能力，观察的行为本身又会影响被观察者的反应。

知识拓展

（1）自然观察法：不在任何人干涉的自然情景中对老年患者进行观察、记录和分析的方法。

（2）控制观察法：在预先设置的观察情景和条件下进行观察的方法。

行为观察的主要内容如表1-5所示。

表1-5 行为观察的主要内容

序号	主要内容
1	仪表,即穿戴、举止、表情
2	身体外观,即胖瘦、高矮、畸形及其他特殊体形
3	人际沟通风格,如大方或尴尬、主动或被动、易接触或不易接触
4	言语,包括表达能力、流畅性、中肯、简洁、赘述
5	动作,如过分、适度、过度、怪异动作、刻板动作
6	在交往中表现出的兴趣、爱好、对人对己的态度
7	感知、理解和判断能力
8	在困难情景中的应付方式

2. 行为观察的设计

行为观察的设计是确保行为观察结果科学性、客观性、准确性的重要前提和保证,在观察设计时应考虑的因素,如图1-11所示。

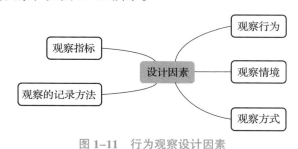

图1-11 行为观察设计因素

（二）访谈法

1. 访谈法的概念

访谈法是面对面运用有目的、有计划、有方向的口头交谈方式,收集并了解被评估人员的心理与行为特征的一种方法。通过访谈,可以全面评估老年人的生活经历、个性特点等,同时可以为老年人提供一定的心理支持。

2. 访谈法的形式

访谈法又分为结构式访谈、非结构式访谈和半结构式访谈。三者的区别见表1-6。

表1-6 访谈法的三种形式

	概念	优点	缺点
结构式访谈	根据事先设计好的有固定格式的提纲进行提问,按相同的方式和顺序向受访者提出相同的问题,受访者从备选答案中选择回答	研究的可控程度高,应答率高,结构性强,易于量化	不深入、不灵活

续表

	概念	优点	缺点
非结构式访谈	不采用固定的访问问卷，不依照固定的访问程序进行访谈，鼓励受访者自由表达自己的观点	灵活性较强，细致深入，挖掘生动实例，信息更深入	费时、费力，结构不完整，规模受限，难量化
半结构式访谈	有访谈提纲，有结构式的言语和标准化的题目，也给访谈者较大的表达自己想法和意见的自主权，有一定的自由度	兼有结构式和非结构式的优点	

3. 访谈法的技巧和策略

（1）倾听。常见的非言语行为及其意义见表1-7。

（2）提问。

（3）不要偏离主题。

（4）理解和记录的技巧。使用照相机、摄像机和录音笔前须征得老年人的同意。

（5）访谈的信度和效度。多人、多次访谈，结构设计缜密，可以相对提高访谈的信度和效度。

表1-7　非言语行为及其意义

非言语行为	可能表明的意义
直接的目光接触	人际交往的准备就绪或意愿、关注
注视或固定在某人或某物上	面对挑战、全神贯注、刻板或焦虑
双唇紧闭	应激、决心、愤怒、敌意
左右摇头	不同意、不允许、无信心
坐在椅子上无精打采或离开访问者	悲观、与访问者观点不一致、不愿继续讨论
发抖、双手反复搓动不安	焦虑、愤怒
脚敲打地面	无耐心、焦虑
耳语	难以泄露的秘密
沉默不语	不愿意、全神贯注
手心出汗、呼吸浅、瞳孔扩大、脸色苍白、脸红、皮疹	害怕、正性觉醒、负性觉醒（焦虑、窘迫）、药物中毒

如果一个人在和你聊天时，不停地看手表，这种非言语行为代表着什么意义呢？

（三）心理测验

1. 心理测验的概念

心理测验（Psychological Test）是一种标准化的心理评估。人的心理现象都是通过人的行为表现出来的，心理测验就是通过测量人的这些行为表现，间接地测量人的心理活动特征。因此，从心理测量学的意义上来讲，心理测验就是对行为样本的客观的标准化（Standardized）的测量，即测量一个行为样本的一种标准化程序。

2. 标准化心理测验的基本特征

标准化是心理测验最基本的要求。只有通过一套标准程序，具备主要的心理测量技术指标，达到国际公认水平才能被称为标准化测验。标准化测验的主要技术指标如图 1-12 所示。

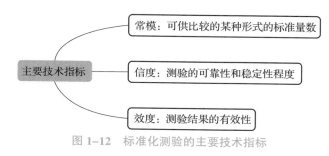

图 1-12 标准化测验的主要技术指标

四、老年心理评估的内容

（一）生理状况

人的心身是一个系统，是一个相互作用的整体，因此，心理评估过程中不应忽视老年人的生理状况评估。老年生理状况评估主要从以下几个方面着手，见图 1-13。

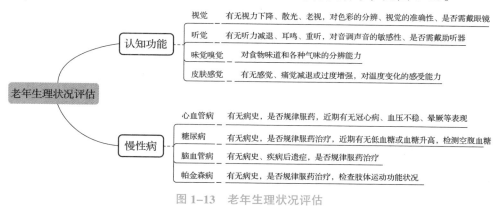

图 1-13 老年生理状况评估

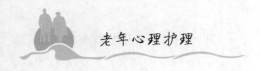

（二）认知功能

1. 智力

智力是指人认识、理解客观事物并运用知识、经验等解决问题的能力。可以采用心理学中常用的智力测验及对日常问题的解决能力来评估老年人的智力状况。

2. 记忆力

记忆是过去经历的事物在人脑中的反映。依据不同的分类方法，记忆可分为不同的类型，其中按照记忆内容保持时间的长短可分为感觉记忆、短时记忆和长时记忆。评估人员通过心理评估能准确地把握老年人的记忆能力，纠正老年人对自己记忆能力的歪曲评价，消除他们对记忆减退的恐惧心理。

（三）情绪状况

情绪状况的评估必须在确定老年人情绪稳定的情况下才能进行。老年人偶尔出现情绪低落或悲哀是正常的，但时间持续过长就需要认真对待。心理评估可以通过专业的情绪量表进行一定的筛查，但如果出现病理性情绪障碍，则需请专业医生进行诊断。在评估之前要先排除一些躯体疾病，因为这可能会存在和情绪障碍相似的症状。

（四）社会功能

个体的生理、心理、社会三个功能是一个相互作用的整体。社会功能可以从以下三个方面评估。

（1）老年人的生活方式。比如，是否投入主流生活中？是否违心选择太活跃的生活？等等。

（2）社会隔离状况。老年人是否感到孤独，想要与他人有更多的社会交往？是否会去参与社会活动？等等。

（3）社会支持。老年人遇到问题时会联系谁？是否有自己可以倾诉的对象？等等。

（五）精神障碍

精神障碍可以从幻觉、妄想、病理性错觉等方面进行评估，它们最主要的特征在于主观世界与客观世界的不一致，对这些方面需进行专业的心理评估，不能轻易下结论。

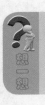

怎样判断幻觉、妄想和病理性错觉？

五、老年心理评估的准备工作

（一）事先通知被评估老人

评估前要与被评估老年人及其家属进行必要的沟通，建立关系，以保证评估的顺利进行。同时，在沟通过程中也可获得被评估老年人的详细背景及个人资料。确保老年人知晓测验的时间、地点等信息，使老年人有一定的准备，及时调整自己的情绪和状态，切忌评估突然进行。

（二）熟悉评估材料

评估人员要事先检查问卷的完整性并考虑老年人在测试时是否会使用老花镜等。评估人员必须熟悉评估资料的指导语、具体程序和评分标准，以免忙中出乱。

（三）选择舒适的环境

心理评估应在安静舒适的环境中进行，减少陌生环境对老年人心理的影响。尽量选择老年人熟悉的场所，评估环境要有充足的光线，尽量减少噪声、强光对老年人的干扰。

（四）选择恰当的时机

心理评估应选择在老年人感觉良好或不疲倦的情况下进行，若评估时间过长，可以考虑分次进行。对一些患有某种器质性脑疾病的老年人，要准确了解老年人的身体功能状况，选择适宜的时机评估，避免让老年人过度劳累。

（五）与老年人建立协调关系

心理评估如果想取得效果，要先与老年人建立良好的关系。提前向老年人解释评估的目的，强调评估对他们有利的方面，激发他们的兴趣。提前和老年人声明在评估中可能存在的体验和感受，并告之评估结果的用途，老年人有权利知晓评估结果的用途。在心理评估前也会评估老年人是否有能力进行评估。评估人员负责告知老年人保密原则，只有在老年人同意或必要时才会把资料交给提供服务的工作人员，这样可以尊重和保护老人的隐私权。

知识拓展

心理评估人员注意事项：
（1）评估人员应尊重患者，建立好主被试关系；
（2）评估人员应具备一定的专业技能；
（3）评估人员还应具备心理学专业知识；
（4）评估人员对评估结果的解释，要联系实际情况。

子任务二　老年心理评估常用技术

老年人的心理评估分为两部分，包括常用的心理测验和常用的心理评定量表。我们可以采用这些心理测验和心理评定量表取得心理变化数据，用来比较、鉴别和评定不同个体之间心理上的差异，或者是同一个体，在不同条件、不同时期或不同场景中的心理反应和心理状态。这些技术可以帮助我们鉴别、诊断心理疾病，也可以用来评估治疗效果。

一、常用的心理测验

（一）智力测验

智力测验（Intelligence Test）是评估个体一般能力的方法，它根据有关智力概念和智力理论经标准化过程编制而成，在临床上用途很广。适合老年人的智力测验主要是韦克斯勒智力量表。

韦克斯勒智力量表最早是韦克斯勒（D. Wechsler，1896—1981 年）于 1939 年在纽约贝尔维尤（Bellevue）医院出版的 Wechsler-Bellevue 量表，简称 W-BI，以后逐步发展成为适用于 16 岁以上成人的韦氏成人智力量表（WAIS）、适用于 6~16 岁儿童的韦氏儿童智力量表（WISC）和适用于 4~6.5 岁学龄前儿童的韦克斯勒幼儿智力量表（WPPSI）。韦氏三个量表既各自独立，又相互衔接，可用于 4 岁到 75 岁的被试者，是国际上通用的权威性智力测验量表。

韦克斯勒量表分为两大类：一类是言语测验，组成言语量表（VS），计算出言语智商（VIQ），包括知识测验、领悟测验、算术测验、相似性测验、数字广度测验和词汇测验六个分测验；另一类是操作测验，组成操作量表（PS），计算出操作智商（PIQ），包括数字符号测验、填图测验（见图 1-14）、积木图案测验、图片排列和拼物测验。两个量表合称全量表（FS），计算总智商（FIQ），以 FIQ 代表被试者的总智力水平。

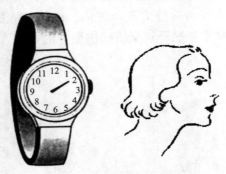

图 1-14　填图测验

以 WAIS 为例其分测验具体内容及功能如表 1-8 所示。

表 1-8　WAIS 各分测验内容及功能

测验	内容及功能
知识（I）	由常识问题（包括历史、天文、地理、文学、自然等）组成。可测量知识、兴趣范围以及长时期的记忆等能力
领悟（C）	由有关社会价值观念、社会习俗等问题组成，可测量对社会的适应程度，尤其是对伦理道德的判断能力
算术（A）	由心算题组成，可测量对数的概念和操作（加、减、乘、除）能力，同时可测量注意力及解决问题的能力
相似性（S）	两物的共同性，用来测量抽象和概括能力
数字广度（D）	分顺序背数和倒序背数两种，根据背数的数字长度来测量注意力和瞬时记忆或短时记忆能力
词汇（V）	对词汇下定义，可测量词语理解和表达词义的能力
数字符号（DS）	1~9 数字下各有一个规定的符号，要求将未列符号的数字均填上各自的符号，主要测试手眼协调能力、注意集中能力和操作速度
填图（PC）	设计的每幅图画都缺一个要点，要求指出所缺部位和名称，测量视觉辨认能力、对组成物件要素的认识能力及扫视后迅速抓住缺点的能力
积木图案（BD）	用有色的立方体木块复制平面图案，可测量辨认空间关系的能力、视觉分析综合能力
图片排列（PA）	对无序、散乱的图片，在规定时间内，使之成为有意义的故事，测量逻辑联想、部分与整体关系的观念、思维灵活性
拼物（OA）	将一个图形的各个部分，在规定时间内拼成完整正确的图形，测量想象力、抓住事物线索的能力、手眼协调能力

（二）人格测验

1. 艾森克人格问卷（EPQ）

艾森克人格问卷（Eysenck Personality Questionnaire，EPQ）是英国心理学家艾森克夫妇（H. J. Eysenck 和 S. B. G. Eysenck）于 1975 年编制的，并得到广泛应用。艾森克人格问卷是基于个性特质理论而编制的，包括用于 16 岁以上的成人本和 7~15 岁的儿童本。北京大学的陈仲庚建立了 EPQ 的成人北京常模，其修订的 EPQ 为 85 个项目。艾森克人格问卷共包含 4 个分量表，由 3 个人格维度和 1 个效度量表组成，如表 1-9 所示。

表 1-9　EPQ 分量表及功能

量表	功能
内外向（E 量表）	测量内向、外向人格特征 高分特征：外向，好交际、喜冒险、易冲动，具有积极进取性等 低分特征：内向，安静、沉稳、常内省、不喜欢刺激、情绪较稳定等
神经质（N 量表）	测量情绪的稳定性 高分特征：易焦虑、抑郁，情绪不稳、易变，对刺激的反应过分等 低分特征：情绪反应缓慢、情绪稳定、性情平和，不易焦虑等

量表	功能
精神质（P量表）	测量与精神病理有关的人格特征 高分特征：孤独，不关心人，缺乏同情心，有攻击行为，不友好等 低分特征：与人友好相处，较好地适应环境，态度温和，善从人意
掩饰（L量表）	效度量表，测查回答问题时的真实程度 高分提示此次测量结果的可靠性存在问题

EPQ项目少，实施方便，既可个别施测，也可团体施测，是我国应用最为广泛的人格测验。但由于其条目较少，反映的信息量也相对较少，故能描述的人格特征类型有限。

2. 卡特尔16项人格因素问卷（16PF）

卡特尔16项人格因素问卷（16 Personality Factor Questionnaire，16PF）是卡特尔（R. B. Cattell）以人格特质论为基础，经数十年系统观察、科学实验，采用因素分析法编制而成。卡特尔确定了16种根源特质，认为这16种根源特质是构成人格的内在基础因素，只要测量出16项基础因素在个体身上的表现程度，即可知道他的人格特征。

16PF有A、B、C、D、E式5种复本，前4种适用于16岁以上并有小学以上文化程度的成年人，A、B为全本，各为187项，C、D为缩减本，各为105项。E式专为文化水平低的人而设计，为128项。16PF的主要目的是确定和测量正常人的基本人格特征，并进一步评估某些次级人格因素。我国已有相关修订本和全国常模。16PF对心身疾病的诊断、心理咨询、职业咨询、人才选拔和培养都具有一定参考价值。16个因素的名称、特征简介见表1-10。

表1-10　16PF的因素、名称、特征简介

因素	名称	低分特征	高分特征
A	乐群性	缄默，孤独，冷淡	外向，热情，乐群
B	聪慧性	思想迟钝，学识浅，抽象思考弱	聪明，富有才识，善于抽象思考
C	稳定性	情绪激动，易烦恼	情绪稳定而成熟，能面对现实
E	恃强性	谦逊，顺从，通融，恭顺	好强，固执，独立，积极
F	兴奋性	严肃，审慎，冷静，寡言	轻松兴奋，随遇而安
G	有恒性	苟且敷衍，缺乏奉公守法的精神	有恒负责，做事尽职
H	敢为性	畏怯退缩，缺乏自信心	冒险敢为，少有顾虑
I	敏感性	理智，看重现实，自食其力	敏感，感情用事
L	怀疑性	信赖随和，易与人相处	怀疑，刚愎，固执己见
M	幻想性	现实，合乎成规，力求妥善合理	幻想的，狂放任性
N	世故性	坦白，直率，天真	精明强干，世故
O	忧虑性	安详，沉着，通常有自信心	忧虑抑郁，烦恼自扰
Q1	反抗性	保守，尊重传统观念与行为标准	自由，批评激进，不拘泥于成规

续表

因素	名　称	低分特征	高分特征
Q2	独立性	依赖，随群附和	自立自强，当机立断
Q3	自律性	矛盾冲突，不顾大体	知己知彼，自律严谨
Q4	紧张性	心平气和，闲散宁静	紧张困扰，激动挣扎

3. 明尼苏达多相人格调查表（MMPI）

明尼苏达多相人格调查表（Minnesota Multiphasic Personality Inventory，MMPI）是由美国明尼苏达大学哈瑟韦（S. R. Hathaway）和麦金力（J. C. McKinley）于 1940 年编制的。最初是为诊断精神障碍而编制，因而它的分量表中采用了许多精神病学的术语。1989年美国心理学家布契尔（J. N. Butcher）等完成了 MMPI 的修订工作，称 MMPI-2。中国科学院心理研究所张建新、宋维真教授等于 20 世纪 90 年代对 MMPI-2 制定了中国常模，于 2003 年完成了手册编制及计算机化操作。MMPI 包含 566 个自我陈述形式的题目，临床常用第 1~399 题。第 400 题以后主要用于研究工作。题目内容很广，包括身体各方面情况、精神状态以及对家庭、婚姻、宗教、法律、政治、社会等问题的态度。测验分 14 个分量表，其中 10 个为临床量表，4 个是效度量表，其中掩饰分超过 10 分测验就不可信，如果有 30 个以上的 "？" 符号，则测验结果不可靠。各量表简要介绍如表 1-11 所示。

表 1-11　MMPI 量表

量表	量表名称	测试内容
临床量表	疑病量表（Hs）	测量被试者疑病倾向及对身体健康的不正常关心
	抑郁量表（D）	测量被试者的情绪低落、焦虑问题
	癔症量表（Hy）	测量被试者对心身症状的关注和敏感以及自我中心等特点
	病态人格量表（Pd）	测量被试者的社会行为偏离特点
	精神衰弱量表（Pt）	测量被试者精神衰弱、强迫、恐怖或焦虑等神经症特点
	精神分裂症量表（Sc）	测量思维异常和古怪行为等精神分裂症的一些临床特点
	躁狂症量表（Ma）	测量被试者情绪紧张、高度兴奋、夸大、易激惹等轻躁狂症的特点
	社会内向量表（Si）	测量社会化倾向
	男性化 / 女性化量表（MF）	测量被试者男性女性化、女性男性化倾向
效度量表	掩饰分（L）	测量被试者回答不真实，掩饰或夸大自己的情况
	真实分（F）	测量被试者任意回答的倾向
	校正分（K）	测量过分防御或不现实倾向
	疑问分（Q）	测量被试者不能回答的题目数，用 "？" 表示

MMPI 应用很广，主要用于病理心理的研究。如协助精神医学的临床诊断、心身疾病患者和行为障碍者的人格特征研究、心理咨询对人格特征的评估与心理治疗中的效果评价等，还用于司法鉴定，且其适用范围还在不断地扩展中。

(三) 神经心理测验

神经心理测验是用于评估脑神经功能（主要是高级神经功能）状态的心理测验，既可用于评估正常人脑神经功能、脑与行为的关系，也可用于评定病人特别是脑损伤病人的神经功能。常用的主要有 H-R 成套神经心理测验（HRB）。

该测验由美国心理学家霍尔斯特德（W. C. Halstead）于 1947 年编制而成，他的学生赖顿（R. M. Reitan）于 1955 年修订。包括三套测验，即成人式（15 岁及以上）、儿童式（9~14 岁）和幼儿式（5~8 岁）。中国修订的成人 HRB 分测验内容及功能，如表 1-12 所示。

表 1-12　HRB 分测验内容及功能

测验	内容及功能
范畴测验	尝试错误，发现图片中隐含的数字规律，并在反应仪上做出应答，测验分析、概括和推理等能力，此测验有助于反映额叶功能
触摸操作测验	蒙着双眼，凭感知觉将木块放入相应木槽，分左、右和双手操作，测查触知觉、运动觉、记忆和手的协同与灵活性，比较成绩有助于反映左右脑半球功能的差异
节律测验	听 30 对音乐节律录音，辨别每对节律是否相同，测查注意力、瞬间记忆力和节律辨别能力，此测验有助于了解右半脑功能
手指敲击测验	分别使用左右手食指快速敲击计算器的按键，测查精细运动能力，比较左右手差异，有助于反映左右半脑精细运动控制功能差异
Halstead-Wepman 失语甄别测验	回答、复述问题，临摹图形和执行简单的命令，测查言语接受功能、言语表达功能及有无失语
语言知觉测验	共 30 个（对）词，在听到一个单词或一对单词的发音后，从 4 个备选词中找出相应的词，测查注意力和语音知觉能力
侧性优势检查	通过对被试者写字、投球、拿东西等动作的询问和观察，判断其利手或利侧，进一步判断言语优势半球
握力测验	要求尽最大力量，分别用左右手紧握握力计，测查运动功能，比较左右握力，有助于了解左右半脑功能和运动功能差异
连线测验	将散在 16 开纸上的 25 个阿拉伯数字按顺序连接或按顺序交替连接阿拉伯数字和英文字母，测查空间知觉、手眼协调、思维灵活性等能力
感知觉障碍检查	包括听觉检查、视野检测、脸手触觉辨认、手指符号辨认和形状辨认，测查周边视野缺损、听觉障碍、触觉和知觉障碍以及大脑两半球功能的差异

二、常用的老年心理评定量表

评定量表是临床心理评估和研究的常用方法。其与心理测验相比，是一种更偏重观察、会谈的临床方法。评定量表具有数量化、客观、可比较和简便易用等特点，具有一定的信度和效度，但也存在一定的误差。

心理评定量表的用途很广，涉及从心理学到精神病学及至临床医学和社会学等多个领域，主要可用于病理现象的筛选、症状程度的描述、协助诊断、疗效观察和追踪观察等方面。常用的评定量表很多，这里仅简单介绍进行老年人心理评估时常用的几种量表。

（一）痴呆简易筛查量表（BSSD）

痴呆简易筛查量表（Brief Screening Scale for Dementia，BSSD），是我国学者张明园1987 年编制的，量表易于掌握，操作简便，是一个有效的，适合我国国情的痴呆筛查量表。BSSD 量表的内容见表 1–13。

1. 项目和评定标准

本量表包括 30 个项目，其中常识 / 图片理解 4 项，短时记忆 3 项，语言 / 命令理解 3 项，计算 / 注意 3 项，地点定向 5 项，时间定向 4 项，即刻记忆 3 项，物体命名 3 项及一些认知功能等。

评分方法简便，每题答对记 1 分，答错记 0 分。

2. 评定注意事项

（1）年份 / 日期，按照阳历或阴历纪年回答均为正确。

（2）五角硬币、钢笔套、钥匙圈：回忆时，无须按照顺序。

（3）连续减数：上一个计算错误得 0 分，而下一个计算正确，后者可得 1 分。

（4）命名理解：要按指导语，将三个命令说完后，请被试者执行。

3. 结果分析

BSSD 的计分范围为 0~30 分。分界值为文盲组 16 分，小学组（教育年限 ≤ 6 年）19分，中学或以上组（教育年限 > 6 年）22 分。

表 1–13　BSSD 量表

题目	正确	错误
1. 现在是哪一年	1	0
2. 现在是几月份	1	0
3. 现在是几日	1	0
4. 现在是星期几	1	0
5. 这里是什么市（省）	1	0
6. 这里是什么区（县）	1	0
7. 这里是什么街道（乡、镇）	1	0
8. 这里是什么路（村）	1	0
9. 取出五角硬币，请说出其名称	1	0
10. 取出钢笔套，请说出其名称	1	0
11. 取出钥匙圈，请说出其名称	1	0

题目	正确	错误
12. 移去物品，问"刚才您看过哪些东西"（五角硬币）	1	0
13. 移去物品，问"刚才您看过哪些东西"（钢笔套）	1	0
14. 移去物品，问"刚才您看过哪些东西"（钥匙圈）	1	0
15. 五元钱用去 7 角，还剩多少	1	0
16. 再用 7 角，等于多少	1	0
17. 再用 7 角，等于多少	1	0
18. 请您用右手拿纸（取）	1	0
19. 请将纸对折（折）	1	0
20. 请把纸放在桌子上（放）	1	0
21. 请再想一下，让您看过什么东西（五角硬币）	1	0
22. 请再想一下，让您看过什么东西（钢笔套）	1	0
23. 请再想一下，让您看过什么东西（钥匙圈）	1	0
24. 取出图片（孙中山或其他名人），问"请看这是谁的相片？"	1	0
25. 取出图片（毛泽东或其他名人），问"请看这是谁的相片？"	1	0
26. 取出图片，让被试者说出图的主题（送伞）	1	0
27. 取出图片，让被试者说出图的主题（买油）	1	0
28. 我国的总理是谁	1	0
29. 一年有多少天	1	0
30. 中华人民共和国是哪一年成立的	1	0

（二）日常生活能力量表（ADL）

日常生活能力量表（Activity of Daily Living Scale，ADL），由美国的 Lawton 氏和 Brody 制定于 1969 年。由躯体生活自理量表（Physical Self-maintenance Scale，PSMS）和工具性日常生活能力量表（Instrumental Activities of Daily Living Scale，IADL）组成。主要用于评定被试者的日常生活能力。日常生活能力量表的具体内容见表 1-14。

表 1-14　ADL 量表

1. 乘坐公共车辆	1	2	3	4
2. 行走	1	2	3	4
3. 做饭	1	2	3	4
4. 做家务	1	2	3	4
5. 吃药	1	2	3	4
6. 吃饭	1	2	3	4

续表

题目	圈上最合适的情况			
	自己完全可以做	有些困难	需要帮助	根本无法做
7. 穿衣	1	2	3	4
8. 梳洗	1	2	3	4
9. 洗衣	1	2	3	4
10. 洗澡	1	2	3	4
11. 购物	1	2	3	4
12. 上厕所	1	2	3	4
13. 打电话	1	2	3	4
14. 处理自己的钱财	1	2	3	4

1. 项目和评定标准

ADL 共有 14 项，包括两部分内容：一是躯体生活自理量表，共 6 项：上厕所、吃饭、穿衣、梳洗、行走和洗澡；二是工具性日常生活能力量表，共 8 项：打电话、购物、做饭、做家务、洗衣、乘坐公共车辆、吃药和处理自己的钱财。

ADL 按 4 级评分：①自己完全可以做；②有些困难；③需要帮助；④根本无法做。

2. 评定注意事项

评定时按表格逐项询问，如被试者因故不能回答或不能正确回答（如痴呆或失语），则可根据家属、护理人员等知情人的观察评定。如果无从了解，或从未做过的项目，例如没有电话也从来不打电话，记（9），以后按研究规定处理。

3. 结果分析

评定结果可按总分、分量表分和单项分进行分析。总分低于 16 分，为完全正常，高于 16 分，为有不同程度的功能下降，最高 64 分。单项分 1 分为正常，2~4 分为功能下降。凡有 2 项或 2 项以上分值 ≥ 3，或总分 ≥ 22，为功能有明显障碍。

（三）Katz 日常生活功能指数评价量表

Katz 日常生活功能指数评价量表是由 Katz 等人设计并制定，内容包括进食、穿衣、大小便控制、用厕、自主洗澡、床椅转移等。应用 Katz 的指数评价表可评定 96% 患者的 ADL 能力，是目前应用最广泛的功能评价指数。具体内容见表 1-15。

1. 项目和评估标准

Katz 日常生活功能指数评价量表将 ADL 功能分为 6 个方面，即如厕、进食、更衣、控制大小便、移动和沐浴，以决定各项功能完成的独立程度。

评估者根据被评估者的实际情况，确定各项评分，计算总分值。

2. 评定注意事项

通过与被评估者、护理人员交谈或被评估者自主填问卷，选出与被评估者最接近的最高功能状态。

3. 结果分析

总分值的范围是 0~12 分，分值越高，提示被测者的日常生活能力越高。

表 1-15　Katz 日常生活功能指数评价量表

生活能力	项目	分值
如厕（如厕大小便自如，便后能自洁及整理衣裤）	无须帮助或能借助辅助器具进出厕所	2
	进出厕所需帮助（需帮便后清洁或整理衣裤或夜间用便桶或尿壶）	1
	不能自行进出厕所完成排泄过程	0
进食	用餐不需要帮助	2
	需帮助备餐，能自己进餐	1
	需帮助进食或经胃管、静脉给营养	0
更衣（取衣、穿衣、扣扣、系带）	能穿衣、脱衣、自己从衣橱里选衣服	2
	仅需要帮助系鞋带	1
	取衣穿衣需要帮助	0
控制大小便	能完全控制	2
	偶尔大小便失控	1
	排尿、排便需要别人帮助，需要导尿管或大小便失禁	0
移动（起床、卧床、从椅子上站立或坐下）	自如（可以使用手杖等辅助器具）	2
	需要帮助	1
	不能起床	0
沐浴（擦浴、盆浴或淋浴）	独立完成	2
	近期需要部分帮助	1
	要帮助（不能自行沐浴）	0

（四）APGAR 家庭功能评估表

APGAR 家庭功能评估表是 1978 年 Smilkstein 设计的用于评价家庭功能的量表，从五个方面评价家庭功能的表格：

A：适应　指家庭在发生问题或面临困难时，家庭成员对于内在或外在资源的运用情形；

P：共处　指家庭成员对权利与责任的分配情况；

G：成长　指家庭成员互相支持而趋向于身心成熟与自我实现的情形；

A：情感 指家庭成员彼此之间的相互关爱的情形；

R：亲密 指家庭成员间彼此间享受共同时间空间和经济资源的承诺。

具体内容见表1-16。

表1-16 APGAR 家庭功能评估

问题	经常这样（2分）	有时这样（1分）	几乎很少（0分）
1.当我遇到问题时，可以从家人得到满意的帮助，补充说明：（A-adaptation 适应）			
2.我很满意家人与我讨论各种事情以及分担问题的方式，补充说明：（P-partnership 共处）			
3.当我希望从事新的活动或发展时，家人都能接受且给予支持，补充说明：（G-growth 成长）			
4.我很满意家人对我表达感情的方式以及对我的情绪的反应，补充说明：（A-affection 情感）			
5.我很满意家长与我共度时光的方式，补充说明：（R-resolve 解决）			

1. 项目和评估标准

APGAR 家庭功能评估量表包括家庭功能的五个重要部分，适应度 A、合作度 P、成长度 G、情感度 A 和亲密度 R。

评估者根据被评估者的实际情况，确定各项评分，表中经常 =2 分，有时 =1 分，很少 =0 分，计算总分值。

2. 评定注意事项

"家庭"是指平常和被评估者住在一起的成员，如果被评估者是一个人居住，将目前与之最密切的人当作家人。

3. 结果分析

总分在 7-10 分家庭功能无障碍；4-6 分家庭功能中度障碍；0-3 分重度家庭功能不足。

（五）老年人生活质量评定表

老年人生活质量评定表主要是老年人的生活质量进行评估，该量表从身体健康、心理健康、社会适应和环境适应四个方面进行评定。具体内容见表1-17。

1. 项目和评估标准

老年人生活质量评定表有四个维度，分别是身体健康、心理健康、社会适应和环境适应。其中身体健康从疾病症状、慢性疾病、畸形残疾和日常生活功能四个方面评估；心理健康从情绪、性格、智力、生活满意度三个方面评估；社会适应从人际关系、社会活动两个方面评估；环境适应从生活方式、环境条件两个方面评估。

根据被评估者实际情况选择相应的分值，计算各维度的分值，相加之后得到总分。

2.结果分析

第一项"身体健康"的判断标准：12分为优良，8–11分为良好，5–7分为较差，4分为差。

第二项"心理健康"的判断标准：9分为优良，6–8分为良好，4–5分为较差，3分为差。

第三项"社会适应"的判断标准：6分为优良，4–5分为良好，3分为较差，2分为差。

第四项"环境适应"的判断标准：6分为优良，4–5分为良好，3分为较差，2分为差。

以上各项相加即为总分。总分在30–33分者，说明生活质量良好，应继续采取原有的合理的生活方式，积极防治心脑血管疾病和肿瘤，力争健康长寿；总分在20–29分者，说明生活质量为中等水平，应进一步检查老人的生活方式是否合理，自我保健措施是否得当有力，是否坚持适应的锻炼，是否注意情绪的调节，对慢性病是否遵医嘱坚持治疗，及时发现问题并予以纠正改善，不断提高生活质量；总分在11–19分者，说明生活质量差，应争取保持或恢复生活自理功能，提高生活质量，延长期望寿命。

表1–17 老年人生活质量评定表

项目	问题	得分
身体健康	1. 疾病症状	
	（1）无明显病痛	3
	（2）间或有病痛	2
	（3）经常有病痛	1
	2. 慢性疾病	
	（1）无重要慢性病	3
	（2）有，但不影响生活	2
	（3）有，影响生活功能	1
	3. 畸形残疾	
	（1）无	3
	（2）有（轻、中度驼背）不影响生活	2
	（3）畸形或因病致残，部分丧失生活能力	1
	4. 日常生活功能	
	（1）能适当劳动、爬山、参加体育活动，生活完全处理	3
	（2）做饭、管理钱财、料理家务、上楼、外出坐车等有时需要人帮助	2
	（3）丧失独立生活能力	1
	本项共计得分（ ）	

项目	问题	得分
心理健康	5. 情绪、性格	
	（1）情绪稳定、性格开朗、生活满足	3
	（2）有时易激动、紧张、忧郁	2
	（3）经常忧郁、焦虑、压抑、情绪消沉	1
	6. 智力	
	（1）思维能力、注意力、记忆力都较好	3
	（2）智力有些下降，注意力不集中，遇事易忘，但不影响生活	2
	（3）智力明显下降，说话无重点，思路不清晰，健忘、呆板	1
	7. 生活满意度	
	（1）夫妻、子女、生活条件、医疗保健、人际关系等都基本满意	3
	（2）某些方面不够满意	2
	（3）生活满意度差，到处看不惯，自感孤独苦闷	1
	本项共计得分（　　）	
社会适应	8. 人际关系	
	（1）夫妻、子女、亲戚朋友之间关系融洽	3
	（2）某些方面虽有矛盾，仍互相往来，相处尚可	2
	（3）家庭矛盾多，亲朋往来少，孤独	1
	9. 社会活动	
	（1）积极参加社会活动，在社团中任职，关心国家、集体大事	3
	（2）经常参加社会活动，有社会交往	2
	（3）不参加社会活动，生活孤独	1
	本项共计得分（　　）	
环境适应	10. 生活方式	
	（1）生活方式合理，无烟、酒嗜好	
	（2）生活方式基本合理，已戒烟，酒不过量	
	（3）生活无规律，嗜烟、酗酒	
	11. 环境条件	
	（1）居住环境、经济收入、医疗保障较好，社会服务日臻完善	
	（2）居住环境不尽如人意，有基本生活保障	
	（3）住房、经济收入、医疗费用等造成生活困难	
	本项共计得分（　　）	

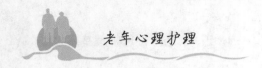

（六）生活满意度指数 A（LSIA）

生活满意度指数 A（Life Satisfaction Index A，LSIA）是生活满意度量表（LSR）中的一个组成部分，是由 Neugarten,Havighurst,Tobin 等于 1981 年编制。由 20 项同意 – 不同意式题目组成，该量表用于评定被评估者的生活满意度。具体内容见表 1–18。

表 1–18　生活满意度指数 A

题目	同意	不同意	？
1. 当我老了以后发现事情似乎要比原先想象得好。			
2. 与我所认识的多数人相比，我更好在把握了生活中的机遇。			
3. 现在是我一生中最沉闷的时期。			
4. 我现在和年轻时一样幸福。			
5. 我的生活原本应该是更好的时光。			
6. 现在是我一生中最美好的时光。			
7. 我所做的事多半是令人厌烦和单调乏味的。			
8. 我估计最近能遇到一些有趣的令人愉快的事。			
9. 我现在做的事和以前做的事一样有趣。			
10. 我感到老了，有些累了。			
11. 我感自己确实上了年纪，但我并不为此而烦恼。			
12. 回首往事，我相当满足。			
13. 即使能改变自己的过去，我也不愿有所改变。			
14. 与其它同龄人相比，我曾做出过较多的愚蠢的决定。			
15. 与其它同龄人相比，我的外表较年轻。			
16. 我已经为一个月甚至一年后该做的事制订了计划。			
17. 回道往事，我有许多想得到的东西均未得到。			
18. 与其它人相比，我惨遭失败的次数太多了。			
19. 我在生活中得到了相当多我所期望的东西。			
20. 不管人们怎样说，许多普通人是越过越糟，而不是越过越好。			

1. 项目和评估标准

生活满意度指数 A（LSIA）由 20 项题目，主要涉及人们对生活的不同感受。每一道题目包括同意、不同意和"？"选项，如果无法肯定是否同意，选择"？"，根据实际状况在相应方框下打"√"。其中，第 3，5，7，10，14，17，18，20 项为反向计分题，回答"不同意"得 2 分，回答"同意"得 0 分，其它选项回答"同意"得 2 分，回答"不同意"得 0 分，回答"？"得 1 分。将各项得分相加，得出总分。

2. 评定注意事项

在作答过程中，不得漏题，有些题目可能不合适或从未思考过，若有这类状况选出个人偏向性的答案。

3. 结果分析

总分在 0~40 分之间，得分越高，表明被生活满意度越高。

（七）老年抑郁量表（GDS）

老年抑郁量表（The Geriatric Depression Scale，GDS）是 Yesavage 和 Brink 于 1982 年编制的，专用于老年人抑郁症的筛查，针对老年人一周以来最切合的感觉进行评估。它的主要优点是评分方法非常简洁，适合老年人使用，即使有轻度认知障碍的老年人仍然可以准确地完成。

老年抑郁量表具体内容如表 1–19 所示。

表 1–19　GDS 量表

题目	是	否
1. 你对你的生活基本满意吗？		
2. 你是否丧失了很多兴趣和爱好？		
3. 你感到生活空虚吗？		
4. 你经常感到无聊吗？		
5. 你对未来充满希望吗？		
6. 你是否因为无法摆脱头脑中的想法而感到烦恼？		
7. 大部分的时间你都精神抖擞吗？		
8. 你是否觉得有什么不好的事情要发生而感到很害怕？		
9. 大部分时间你都觉得快乐吗？		
10. 你经常感到无助吗？		
11. 你是否经常感到不安宁或坐立不安？		
12. 你是否宁愿待在家里而不愿去干新鲜事？		
13. 你是否经常担心将来？		
14. 你是否觉得你的记忆力有问题？		
15. 你觉得现在活着很精彩吗？		
16. 你是否经常感到垂头丧气，无精打采？		
17. 你是否感到现在很没用？		
18. 你是否为过去的事担心很多？		
19. 你觉得生活很令人兴奋吗？		
20. 你是否觉得学习新鲜事物很困难？		
21. 你觉得精力充沛吗？		
22. 你觉得你的现状是毫无希望吗？		
23. 你是否觉得大部分人都比你活得好？		
24. 你是否经常把小事情弄得很糟糕？		
25. 你是否经常有想哭的感觉？		

题目	是	否
26. 你集中注意力有困难吗？		
27. 你喜欢每天早晨起床的感觉吗？		
28. 你是否不愿参加社交活动？		
29. 你做决定很容易吗？		
30. 你的头脑还和以前一样清楚吗？		

1. 项目和评定标准

老年抑郁量表有 30 道判断题，满分 30 分，其中 1、5、7、9、15、21、27、30 是反向计分题，回答"否"得 1 分，回答"是"不得分，其他选项回答"是"得 1 分，回答"否"得 0 分。

2. 评定注意事项

该量表主要是选择过去一周内最适合的答案，在最适合自己情况的方框里打"√"。

3. 结果分析

总得分 ≤ 10 分为无抑郁症状；11~20 分为可能有抑郁症状；≥ 21 分肯定有抑郁症状。

（八）焦虑自评量表（SAS）

焦虑自评量表（Self-Rating Anxiety Scale，SAS）是由 Zung 于 1971 年编制的。其用于反映焦虑症状的有无及严重程度，适用于有焦虑症状的成年人。焦虑自评量表见表 1-20。

表 1-20 SAS 量表

题目	选项			
	偶尔或无	有时	经常	持续
1. 我觉得比平常容易紧张和着急	1	2	3	4
2. 我无缘无故地感到害怕	1	2	3	4
3. 我容易心里烦乱或觉得惊恐	1	2	3	4
4. 我觉得我可能要发疯	1	2	3	4
5. 我觉得一切都很好，也不会发生什么不幸	4	3	2	1
6. 我手脚发抖打颤	1	2	3	4
7. 我因为头痛、头颈痛和背痛而苦恼	1	2	3	4
8. 我感觉容易衰弱和疲劳	1	2	3	4
9. 我觉得心平气和，并且容易安静坐着	4	3	2	1
10. 我觉得心跳得很快	1	2	3	4

题目	选项			
	偶尔或无	有时	经常	持续
11. 我因为一阵阵头晕而苦恼	1	2	3	4
12. 我有晕倒发作，或觉得要晕倒似的	1	2	3	4
13. 我吸气呼气都感到很容易	4	3	2	1
14. 我的手脚麻木和刺痛	1	2	3	4
15. 我因为胃痛和消化不良而苦恼	1	2	3	4
16. 我常常要小便	1	2	3	4
17. 我的手是干燥温暖的	4	3	2	1
18. 我脸红发热	1	2	3	4
19. 我容易入睡，并且睡得很好	4	3	2	1
20. 我做噩梦	1	2	3	4

1. 项目和评估标准

本量表含有 20 个反应焦虑主观感受的项目，量表中的每个项目按症状出现的频度分为 4 级评分，其中 15 个为正向评分，5 个为反向评分。

正向计分题按 1、2、3、4 分计；反向计分题按 4、3、2、1 计分。

反向计分题号：5、9、13、17、19。

总分：把各题的得分相加，所得为粗分，粗分乘以 1.25，四舍五入取整数即得到标准分。

2. 评定注意事项

请根据自己近一周的情况认真填写，每一个条目有四个程度的判定，1＝偶尔或无，2＝有时，3＝经常，4＝持续，请在最适合的程度下打"√"。

3. 结果分析

分值越小越好，临界值 T=50，分值越高，焦虑倾向越明显。其中 50~59 分为轻度焦虑，60~69 分为中度焦虑，70 分以上为重度焦虑。

学中做

张奶奶，65 岁，出生于高级知识分子家庭，对自我要求比较高。近年来，张奶奶因为担心别人会怀疑、否定自己，因此经常感到情绪紧张，身体僵硬，胸闷，表情不自然，感觉不舒服，总觉得他人看到自己的时候显得紧张、不自然、不真诚，使用焦虑自评量表测量以后，粗分为 52 分。

请你计算一下张奶奶 SAS 的标准分是多少，并分析她的焦虑程度。

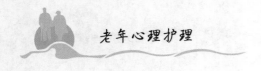

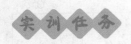

一、场地及设施要求

空旷教室，教室宽敞明亮、干净整洁，配有窗帘、可移动拼装桌椅和大屏幕等多媒体设备，以及胶带、白纸、画笔等实训课用品。

二、实训人员分组

运用随机分组方法把学生按实训项目要求分成多个小组。每组寻找团队负责人，负责领导自己小组完成项目目标。

三、项目（案例）呈现

1. 案例呈现

张爷爷，78岁，妻子已经去世，本人生活能够自理，身体状况尚可。张爷爷有2个儿子，都已结婚成家。由于工作原因，他们和张爷爷分开居住，平时也很少有时间来看望他，家中有一个钟点工照顾他。张爷爷最近被诊断出患有脑萎缩，医生说目前病情处于初期，只要按时服药，坚持锻炼，就能够控制病情的进一步发展。但是张爷爷知道自己患病之后情绪低落，多次表示自己活着没有意思，与其以后拖累他人，还不如现在死了算了。

2. 教师提出问题

教师引导学生了解案例，分析案例情景，结合案例材料，运用学过的心理评估方法判断、确定问题。教师启发学生探讨问题的方向：对张爷爷进行心理评估，确定评估内容。

3. 情景模拟

每个小组在负责人的领导下，进行情景模拟，运用所学的心理评估知识解决案例中的问题。

四、参考答案

1. 需求问题分析

运用观察法、访谈法等心理评估方法，了解张爷爷的基本状况，确定张爷爷心理评估的五个方面。

2. 确定评估内容

主要运用观察法、访谈法，根据张爷爷心理评估的五个方面进行初步评估，如果发现问题无法确定，则需要借助专业的评估工具来完成。

生理状况评估：根据医生的诊断证明，最近被诊断出患有脑萎缩。

认知功能评估：智力、记忆力尚未发现明显异常，如有必要，可使用相应的工具进行测量。

情绪状况评估：情绪低落，出现抑郁情绪。

社会功能评估：生活能够自理，感到孤独。

精神障碍评估：仅从观察和访谈中了解有限，需借助具体的评估工具进行评估。

五、分组汇报

各小组分别写出汇报提纲，并进行优缺点分析和可行性分析。教师对各小组的汇报进行评价，鼓励学生从多个角度思考、分析和解决问题，注重方案的切实可行性。

任务三
老年心理咨询与心理治疗概述

【知识目标】

◇ 掌握心理咨询的概念、原则和心理治疗的概念、要素。
◇ 熟悉心理咨询的内容、形式、程序和老年心理咨询师应具备的素质。
◇ 了解老年心理治疗应注意的问题。

【能力目标】

◇ 通过学习心理咨询与心理治疗的知识能够准确判断老年人的心理状况以及需要哪种形式的心理护理，并能够向老年人说明注意事项。

【素质目标】

◇ 通过学习心理咨询和心理治疗的知识，有意识地加强对心理咨询与心理治疗在日常生活中应用的理解。
◇ 与小组分享学习经验，以团队协作的形式巩固心理咨询和心理治疗知识。

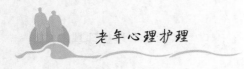

【思维导图】

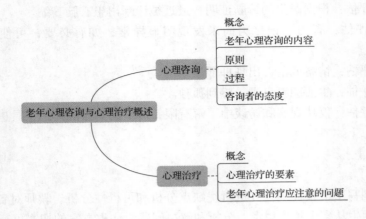

老年心理咨询与心理治疗概述
- 心理咨询
  - 概念
  - 老年心理咨询的内容
  - 原则
  - 过程
  - 咨询者的态度
- 心理治疗
  - 概念
  - 心理治疗的要素
  - 老年心理治疗应注意的问题

案例导入

唐老师，60岁，是一名大学退休教师，在工作时唐老师就考取了助理心理咨询师的职业资格证书，近年来他一直关注老年心理健康问题，退休后他很想为社区的老年人服务，为他们开通一个"老年心理热线"。唐老师希望在社区工作的你为他宣传"老年心理热线"，请问你会怎样做呢？

老年群体中有相当一部分老年人对心理咨询和心理治疗存在误解，他们不愿意寻求这方面的帮助，而相关的调查表明，有不少的老年人存在这样或那样的心理问题。心理咨询和心理治疗，可以有效提高老年人的生活质量，改变他们的不良生活方式和不良行为习惯，改变他们对心理咨询和心理治疗的认知。为老年人提供心理咨询和心理治疗专业服务，对老年人有着重要的意义。

针对以上案例，你需要完成的任务是：

子任务一：了解心理咨询概念，掌握心理咨询内容、原则、过程

子任务二：了解老年心理治疗

子任务一 心理咨询

一、心理咨询的概念

心理咨询（Psychological Counseling）是指咨询者运用心理学的理论和方法，通过特殊的人际关系，协助求助者（也称来访者）解决心理和行为问题、提高适应能力、促进人格发展的过程。简单来说，心理咨询就是咨询者帮助求助者或来访者解决心理问题的过程。心理咨询的概念包含三个层次的含义，见图1-15。

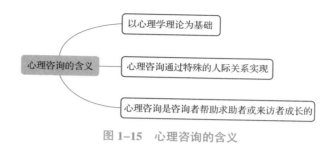

图 1-15　心理咨询的含义

　　美国著名心理学家罗杰斯认为，咨询者给予求助者的是一种安全感，使他可以从容地放开自己，甚至可以正视自己曾经否定过的经验。心理咨询是一种帮助人的过程。其实，心理咨询就是这样一种简单的事情。寻求咨询者的帮助，就像对好友倾诉心声一般随意，只不过咨询者受过专业的训练，在倾听求助者的苦闷与愤懑的同时还可以帮助求助者找到心结所在，及时提供建议，给予引导，让求助者以一种良好的心态面对周围的一切。

　　（1）咨询者是针对问题提出解决方法和建议的一方。
　　（2）来访者是提出问题、征求意见和建议的一方。

二、老年心理咨询的内容

　　心理咨询的内容主要包括心理保健咨询、心理适应咨询和心理问题咨询等。
　　对老年人来说心理咨询的内容主要包括：

（一）各种情感问题的咨询

　　老年人常出现心理空虚、孤独、焦虑、抑郁情绪等情感方面的问题，咨询师在咨询过程中，可以帮助老年人分析出现问题的原因，改变他们的认知，帮助他们解除疑虑，重拾生活的勇气。

（二）各种社会适应问题的咨询

　　人到老年期会面对一系列的社会适应问题，比如，离退休、空巢、丧偶、代际关系以及再婚等，如果不能及时调整自己，尽快适应新的生活、新的角色，就容易出现各种心理问题和困惑。

（三）慢性疾病患者的咨询

长期忍受病痛折磨是很多老年慢性病患者面临的问题，这种持续的慢性病会给老年人带来诸多压力，通过心理咨询可以帮助他们摆脱疾病带来的心理方面的困扰，建立和疾病做斗争的良好情绪。

（四）各类心身疾病的咨询

心理因素在疾病与健康转换中起着重要的作用。身体和心理是相互作用的系统，因此心理社会因素在冠心病、高血压等整个疾病发生、发展和转归过程中起着重要作用，无论是疾病的预防、治疗还是康复都需要用心理学的方法进行适当的干预。

（五）心理卫生知识、心理健康知识的咨询

随着生活水平的提高，老年人都希望自己有一个健康的身体，他们退休后大多在家享受生活。心理卫生知识、心理健康知识的咨询，可以让他们拥有一个良好的心态，更有利于他们健康长寿。

三、心理咨询的原则

心理咨询的原则，一方面是心理咨询工作者在咨询中必须要遵守的，另一方面也可以更好地保护咨询者和来访者，具体见图1-16。

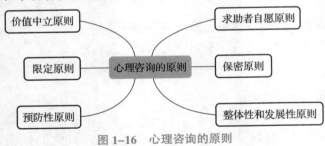

图1-16 心理咨询的原则

知识拓展

在心理咨询过程中，心理咨询师有责任向来访者说明保密原则，未经来访者许可，不可泄露来访者的信息，所有记录在案的信息除心理咨询工作者和档案管理员之外，其他人都无权查看，但在心理咨询中，一旦发现来访者的行为可能对自己或他人的生命造成伤害时，必须采取必要措施，防止意外发生，但应将暴露控制在最小范围。来访者有杀人事实、谋杀计划、自杀计划以及其他重大犯罪行为的，来访者提供证据表明自己遭遇虐待的，咨询者必须向公安部门或者检察机关报告。

限定原则主要是指心理咨询时间的限定和咨询者感情的限定以及咨询者责任的限定。

咨询时间一般每次 50~60 分钟，两次咨询的时间间隔一般为一周。

感情的限定指在咨询过程中除咨询关系外不能产生其他情感关系。

责任的限定强调只帮助解决求助者的心理问题，而不解决引发心理问题的具体问题。

根据心理咨询的种类特点，你认为哪种心理咨询最适合老年人？

四、心理咨询的过程

心理咨询是咨访之间相互作用的一个连续的过程。这个过程大致可分为三个阶段，开始阶段，指导帮助阶段和巩固阶段，见图 1-17。

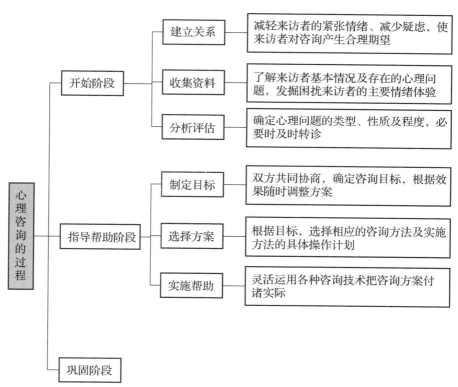

图 1-17　心理咨询的过程

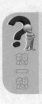

心理咨询巩固阶段的任务主要有三个：

（1）通过回顾和总结，使来访者对自己有一个更清醒的认识，明确今后努力的方向。

（2）帮助来访者运用所学的方法和经验，引导来访者以独立、自主、积极的姿态，用咨询中获得的知识和态度、技能来分析、处理自己的问题。

（3）让来访者接受离别。

想一想

为什么心理咨询要让来访者接受离别？

学习园地

心理咨询目标的制定要具有积极的、具体的、可操作的、可评估的特征。

咨询方案一般应包括以下内容：

咨询目标；双方各自的责任、权利与义务；咨询的次数与时间安排；咨询的具体方法、过程和原理；咨询的效果及评价手段；咨询的费用及其他事项。

五、咨询者的态度

心理咨询中咨访关系的建立，是咨询成功的一半，咨询者的态度直接影响咨访关系。咨询者的态度见表1-21。

表1-21　咨询者的态度

态度	具体内容
尊重	把来访者作为有思想感情、内心体验、生活追求和独特性与自主性的人去对待。这是助人的基础条件，也是咨询者职业道德的起码要求，体现了对来访者现状、价值观、人格和权益的接纳、爱护和关注。尊重可以给来访者创造一个安全、温暖的氛围，使其最大程度地表达自己的想法
热情	热情充满了浓厚的感情色彩。仅有尊重而没有热情，咨访之间会显得有些公事公办，只有两者结合，才能做到情理交融，感人至深。热情体现在咨询的全过程，从来访者进门到离去，咨询者都应该热情、周到，要让来访者感到自己受到了最友好的接待。这样可以有效化解来访者一些潜在的敌意，更好地建立良好的咨访关系

续表

态度	具体内容
真诚	在咨询中咨询者应以"真正的我"出现，没有防御式伪装，不把自己藏在专业角色后面，不带假面具，不是在扮演角色，而是表里一致，真实可信地置身于与来访者的关系之中，真心实意地为来访者提供一个安全自由的氛围，让来访者可以坦露自己的软弱、失败、过错、隐私等。而且，咨询者的真诚为来访者提供了一个榜样，可能会换来对方的真诚和坦白
积极关注	对来访者的言语和行为的积极面予以关注，促使来访者发生积极的改变。积极关注基于这一信念基础之上：每个人的身上都存在着一种积极向上的成长动力，通过自己的努力和外界的帮助，每个人都可以比现在更好，咨询者的积极关注帮助来访者更全面地看待自己和周围，使来访者树立对未来的信心和希望

子任务二　心理治疗

一、心理治疗的概念

心理治疗（Psychotherapy）也称精神治疗，是指专业心理治疗人员在良好的医患关系基础上，运用心理学的理论和方法，干预患者的心理和行为活动，缓解和消除其心身症状的过程。

在心理护理实践中，心理治疗与药物、手术一样具有治疗作用。在与患者交往的过程中，医护人员、社区工作者总会有意无意地对患者施加一定的心理影响，从而对患者的疾病产生一定的影响，并对患者的病情起到一定的积极作用。

心理咨询与心理治疗在实际工作中往往同时使用。从一般意义上讲，心理咨询也是一种心理治疗，两者的理论基础、原则、过程都是一致的。心理咨询的咨访关系和会谈技术也同样适用于心理治疗。

心理咨询、心理治疗和心理健康教育有一定的区别，见表1-22。

表1-22　心理咨询、心理治疗和心理健康教育的主要区别

名称	心理咨询	心理治疗	心理健康教育
工作对象	心理亚健康和已有患病前兆和表现的人群	已有心理疾病的患者	着眼于预防，对象是正常人
人际模式	咨访关系	医患关系	辅导与被辅导
工作内容	心理问题	心理、行为障碍	健康知识的宣传普及教育
工作目标	促进心理健康发展	矫正异常心理和行为	促进个体素质提升
工作人员	心理咨询师	心理治疗师	社区工作人员，医学、护理、教育学、心理学等专业人员

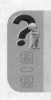
张爷爷是一个抑郁症患者，他适合心理咨询还是心理治疗？

心理咨询与心理治疗在本质上也有许多相同之处（图1-18），常表现在以下几个方面：

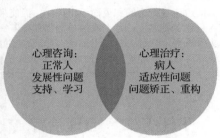

心理咨询：
正常人
发展性问题
支持、学习

心理治疗：
病人
适应性问题
问题矫正、重构

图1-18　心理咨询与心理治疗的关系

二、心理治疗的要素

实际工作中，心理治疗由几个要素组成，见图1-19。

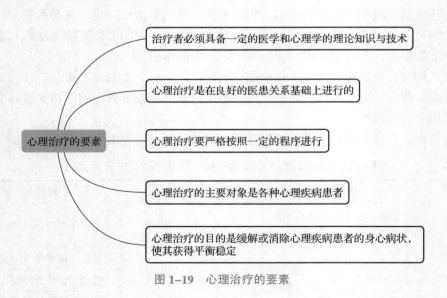

心理治疗的要素

治疗者必须具备一定的医学和心理学的理论知识与技术

心理治疗是在良好的医患关系基础上进行的

心理治疗要严格按照一定的程序进行

心理治疗的主要对象是各种心理疾病患者

心理治疗的目的是缓解或消除心理疾病患者的身心病状，使其获得平衡稳定

图1-19　心理治疗的要素

三、老年心理治疗应注意的问题

心理治疗一般持续的时间比较长，工作人员的一举一动都会对患者产生影响，尤其在

面对老年人时，需要注意以下几个问题：

（1）老年人一般比心理治疗工作人员的年龄大，人生经验也较为丰富，在治疗中，工作人员要以"尊敬长辈"的态度与老年人接触，使他们更愿意接受心理治疗，提高他们治疗的信心。

（2）老年人相对来说比较喜欢回忆过去美好的事情，不太愿意为将来计划，在治疗过程中，重心可以放在"现在"或"过去"，如果不是老年人主动谈及，可以少谈"未来"，多谈让老年人开心的事以振奋他们的精神。

（3）丧偶、寂寞、孤独、需要被照顾、缺少关爱是老年人普遍容易遇到的心理挫折和困难，在心理治疗时，尽量使老年人感受到亲切、关怀、支持和轻松，使治疗过程成为一个享受的过程。

（4）心理治疗的目的之一是矫正人格，但老年人相对来说人格和反应方式比较固定，难以改变，因此，治疗的策略不在于求其改变，而在于顺应其原有的特点与性格，使他们能更好地适应环境。

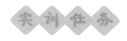

一、场地及设施要求

空旷教室，教室宽敞明亮、干净整洁，配有窗帘、可移动拼装桌椅和大屏幕等多媒体设备，以及胶带、白纸、画笔等实训课用品。

二、实训人员分组

运用报数字或抓数字等分组方法把学生按实训项目要求分成多个小组。每组寻找团队负责人，负责领导自己小组完成项目目标。

三、项目（案例）呈现

1. 案例呈现

唐老师，60岁，是一名大学退休教师，在工作时唐老师就考取了助理心理咨询师的职业资格证书，近年来他一直关注老年心理健康问题，退休后他很想为社区的老年人服务，为他们开通一个"老年心理热线"。唐老师希望在社区工作的你为他宣传"老年心理热线"。

2. 教师提出问题

教师引导学生了解案例，根据学过的心理咨询和心理治疗等知识，分析案例中的具体情景：宣传"老年心理热线"，结合案例，启发学生怎么帮助唐老师。

3. 情景模拟

每个小组在负责人的领导下，进行角色扮演，运用所学的心理咨询和心理治疗等知识帮助唐老师解决问题。

四、参考答案

1. 需求问题分析

本案例中的重点在于宣传"老年心理热线"，让老年人对心理咨询和心理治疗有一个正确的认识。

2. 确定内容和方式

因为老年人对心理咨询和心理治疗不了解，他们对"老年心理热线"容易存在较大的误解，比如，他们会认为心理咨询就是聊天等。唐老师想要为老年人提供心理咨询和心理治疗服务，想要让社区居民对"老年心理热线"有一个正确的认识，一方面可以通过宣传让老年人接受心理热线，提高社区居民的心理健康水平；另一方面也可以帮助社区更好地服务老年人。因此，本案例的重点在于如何宣传心理咨询和心理治疗的知识。

我们可以借助心理健康教育的常用方法，比如，制作与心理热线相关的展板，借助社区活动中心进行讲授、电教宣传，也可以请社区居民提出自己关于心理热线的问题，组织主题讨论等，通过多种宣传方式让社区居民接受心理咨询与心理治疗。

五、分组汇报

各小组分别写出汇报提纲，并进行优缺点分析和可行性分析。教师对各小组的汇报进行评价，鼓励学生从多个角度思考、分析和解决问题，注重方案的切实可行性。

任务四

常用的老年心理咨询和心理治疗技术

【知识目标】

◇ 掌握倾听、提问、具体化、放松训练、行为塑造、示范、心理支持疗法。

◇ 熟悉鼓励和重复、内容和情感反应、表达、面质、自我暴露、合理情绪疗法。

◇ 了解解释、指导、系统脱敏、音乐疗法。

【能力目标】

◇ 通过学习常用的心理咨询和心理治疗技术，能够熟悉并运用需要掌握的心理治疗技术，具备基本的心理护理能力。

【素质目标】

◇ 通过学习心理咨询和心理治疗技术，有意识地在日常实践中进行自我练习。
◇ 与小组分享学习经验，以团队协作的形式相互巩固常用的心理咨询和心理治疗技术。

【思维导图】

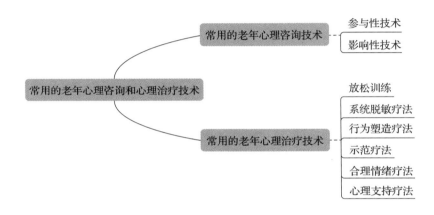

案例导入

　　赵阿姨，女，60岁，初中文化，与丈夫育有一女。赵阿姨身体健康，退休前是一个大厂的领导。两年前，厂里领导换届，赵阿姨的职务被年轻人取代，厂方又特聘她为技术顾问，但也只是一个虚衔。赵阿姨当领导当惯了，总是爱管事，爱操心，看什么不顺眼就想多说几句。别人考虑到面子问题，当着赵阿姨的面也没说什么，照样该怎么做还怎么做。赵阿姨因为这件事老是闷闷不乐，更使她不能接受的是，很多人看到自己连招呼都不打，还在背后说长道短。从这以后，赵阿姨完全像变了个人似的，天天待在家里不出门，举止越来越奇怪，情绪低落到了极点。

　　请问，应该怎么对赵阿姨进行帮助？

　　心理咨询和心理治疗是一项专业性和技术性较强的工作，其主要的技术需要在实际工作中不断地练习、实践，本书仅选取了常用的、易掌握的技术进行介绍。如果说心理评估是心理护理的前提，那么心理咨询和心理咨询技术是进行心理护理的基础。老年人生活阅历丰富，容易固执己见，若没有深厚的心理咨询和心理治疗经验，很难取得良好的效果。

因此，除了学习理论知识，更重要的是在实践中不断练习。

针对以上案例，你需要完成的任务是：

子任务一：掌握常用的老年心理咨询技术，如倾听、提问、鼓励和重复、面质、解释等

子任务二：掌握常用的老年心理治疗技术，如放松训练、系统脱敏疗法、行为塑造疗法等

子任务一　常用的老年心理咨询技术

一、参与性技术

（一）倾听

倾听是心理咨询的第一步，是建立良好咨询关系的基本要求。倾听是所有咨询反应和策略的先决条件，是咨询过程中最先做出的反应。

倾听时，咨询者要认真、有兴趣、设身处地地听，注意保持价值中立，通过言语和非言语表达对来访者无条件的尊重和接纳，同时倾听来访者在交谈中没有直接表达出来的内容。倾听的意义在于：一是倾听来访者的声音，了解其苦恼的问题，了解困难在哪里；二是通过倾听，教会来访者学会倾听。

知识拓展

（1）倾听时身体层面的专注与倾听：

①面对来访者；②身体姿势放开；③身体稍微倾向来访者；④良好的目光接触；⑤身体放松。

（2）倾听时心理层面的专注与倾听：

倾听来访者叙述的内容、语调的抑扬顿挫与音量的高低强弱，同时仔细观察来访者的非语言行为。从倾听与观察中，穿透来访者的防卫，直视来访者的内心世界。

在倾听时应注意避免以下错误：①急于下结论；②轻视来访者的问题；③干扰、转移来访者的话题；④做道德或正误的评判。

学中做

在下面的案例中，咨询者犯了哪些错误？

来访者：我真不知道哪里不对劲，我做事情时似乎不能集中精神，而且这种情况越来越糟（咨询者目光游离，身体向后靠在椅子上）。晚上总是睡不着，一直觉得不开心，觉得自己什么都做不了，很没用。

咨询者：（生硬地）你是不是觉得活着很没意思？

来访者：是的。

咨询者：哦（做恍然大悟状），你可能是患了抑郁症。

来访者：真的吗？我……

（二）提问

提问可以分为开放式提问和封闭式提问。

开放式提问常以什么（What）、如何（How）、为什么（Why）和能否（Could）等形式发问，这类提问针对不同的来访者可能有不同的回答。在心理咨询中，开放式提问是一种最常见的方式，有助于咨询者收集到更全面、详细的资料。

封闭式提问常用"对不对""有没有""是不是"等发问，而来访者只可用"对""有""是"等来回答。封闭式提问有助于澄清事实、聚集问题、缩小范围，但过多使用，会让来访者陷入被动，感到压抑，产生被讯问感。

两者通常会结合起来使用，它们的优缺点见表1-23。

表1-23　两种提问方式的优缺点

	封闭式提问	开放式提问
优点	节省时间，控制谈话内容	收集信息全面，谈话氛围愉快
缺点	收集信息不全，谈话气氛紧张	浪费时间，谈话不容易控制

学中做

来访者：我这个月体检发现血糖指标不合格。

咨询者1：能不能告诉我，体检前你每日的饮食安排？

咨询者2：你感到失落吗？

案例中咨询者1和咨询者2的提问分别属于哪种提问？

（三）鼓励和重复

鼓励即直接地重复来访者的话或仅以某些词语如"嗯""讲下去""还有吗"等鼓励来

访者进一步讲下去，也可以用身体语言，如专注对方的神情、对视及必要的点头等，表达无声的鼓励。

（四）内容反应

内容反应就是咨询者把来访者的主要言谈、思想加以综合整理，再把这些内容反馈给来访者。

内容反应的作用见图1-20。

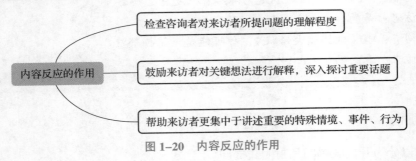

图1-20　内容反应的作用

> **学中做**
>
> 来访者：我有一个女儿和一个儿子，老伴去世了，我总觉得孤独，想和孩子们住在一起。可女儿觉得我应该住儿子家，她毕竟已经嫁人了，而且儿子家里的

> 条件比她好，可是儿子却认为子女对父母都有抚养责任，应该轮流住。已经半年了，也没有一个孩子来接我。我很烦恼，也不想出门，经常失眠。
>
> 咨询者1：你认为两个孩子都应该赡养你，你儿子同意但是女儿不赞成，因为她经济条件不好，为此，你的情绪有些低落，是这样吗？
>
> 咨询者2：你养大了孩子，老了却没人愿意抚养你，然后你很生气，决定去起诉他们。
>
> 案例中咨询者1和咨询者2的内容反应谁更恰当？

（五）情感反应

情感反应和内容反应比较相似，而内容反应侧重于对来访者言谈内容的反应，而情感反应着重于对来访者的情绪反应。咨询者辨认、体验来访者明显或隐含的情绪情感，并反馈给来访者，协助他们觉察、接纳自己的感觉。

学习园地

常用的情感反应的语句有:
(1)"你觉得……"
(2)"看起来,你好像……"
(3)"听起来,你感觉……"
(4)"好像这件事让你感到……"

学中做

来访者:购买保健品的老年人有好几百人,又不是只有我一个,为什么你们要批评我?

如果你是咨询者,你该怎样用情感反应技术回应来访者?

(六)具体化

具体化技术指咨询者协助来访者清楚、准确地表述他们的观点、概念、体验到的情感以及所经历的事件。具体化技术多在图1-21所示情况下使用。

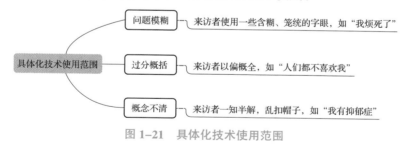

图1-21　具体化技术使用范围

学中做

来访者:我每天晚上都不敢出去,在家盯着老公,也不准他随便接陌生电话。

咨询者:为了老公,你每天晚上都不敢出去,盯着他休息,并且不让他接陌生电话,告诉我,你用什么方法让老公不接陌生电话,而你老公又有何反应?

你认为案例中咨询者的反应是否恰当?

二、影响性技术

（一）面质

面质是咨询者指出来访者身上存在的矛盾，构成对来访者的挑战，动员他为了其自身的利益向着更深刻的自我认识和更积极的行为迈进。

面质使用时机见图1-22。

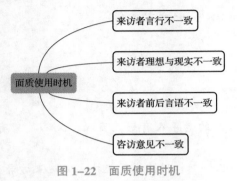

图1-22　面质使用时机

学中做

来访者：孩子们都已经成家了，我不用再照顾他们了，可以自己在家享享清福了，真好。

咨询者：我看到你嘴上说"真好"时，脸上的表情是失望的，说说看你现在的感受是什么。

案例中的咨询者在什么时机使用了面质？

知识拓展

使用面质时的注意事项：

(1) 要有事实依据。

(2) 避免个人发泄。

(3) 避免无情攻击。

(4) 要以良好的咨询关系为基础。

(5) 可用尝试性面质。

（二）解释

解释是咨询者运用某种理论和自己的人生经验来描述来访者的思想、情感和行为产生的原因、实质等，从而为来访者提供一种认识自身问题以及自己和周围关系的新思维、新观点、新方法、新角度，让来访者能够用比较全面客观的态度重新面对困扰，产生领悟，促进变化。这是咨询面谈中最复杂的一种。

解释在应用时应注意的事项见图 1-23。

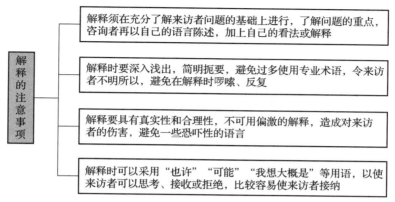

图 1-23 解释的注意事项

解释须在充分了解来访者问题的基础上进行，了解问题的重点，咨询者再以自己的语言陈述，加上自己的看法或解释

解释时要深入浅出，简明扼要，避免过多使用专业术语，令来访者不明所以，避免在解释时啰嗦、反复

解释要具有真实性和合理性，不可用偏激的解释，造成对来访者的伤害，避免一些恐吓性的语言

解释时可以采用"也许""可能""我想大概是"等用语，以使来访者可以思考、接收或拒绝，比较容易使来访者接纳

学中做

来访者：我每次看到弟弟就很生气，毫无理由的生气。

咨询者：这是因为他是你的继母所生，你既然觉得你的继母不公平，自然而然会把怨气发泄到弟弟身上。

你认为案例中咨询者的解释恰当吗？

（三）指导

指导可能是影响力最明显的一种技巧，是指咨询者直接地指示来访者做某件事、说某些话或以某种方式行动。指导的本质在于明确告知来访者需要学习什么，改变什么以及如何学习、如何改变等。

指导技术的作用在于使来访者的行为观念发生变化，但这种技术也有其局限性，主要在于容易破坏咨访关系，指导技术使用不好容易让来访者认为这是对他的指示，尤其是很多老年人认为自己经验丰富，不容易接受指导，因此在使用时一定要谨慎。

知识拓展

一位老年人来咨询，她认为自己应该能够被某老年模特队录取，她说她一定要加入，所以非常刻苦地练习，但还是经常担心自己不会被录取，所以压力很大。第一次模拟录用时她发挥得不好，为此，她焦虑万分，非常担心自己无法加入老年模特队。

咨询者发现她具有不合理信念，要求她把"我应该被录取"改为"我希望自己加入"，把"我一定要加入模特队"改为"我争取能被模特队录取"。

（四）内容表达和情感表达

内容表达是指咨询者传递信息、提出建议、提供忠告、给予保证、进行褒贬和反馈等。

情感表达是指咨询者告知自己的情绪、情感活动状况。

它们和内容反应、情感反应有所不同，前者是咨询者框架，而后者是来访者框架，具体区别见表1-24。

表1-24 内容反应、内容表达、情感反应、情感表达的区别

技术	表达信息	信息来源
内容表达	向来访者传递信息、提出建议、忠告，给予保证、褒贬等	咨询者自己的意见
内容反应	把主要言谈、思想反馈给来访者	来访者的内容
情感表达	向来访者告知情绪、情感活动	咨询者自己的情绪
情感反应	将情绪、情感反馈给来访者	来访者的情绪

学中做

咨询者：听了你的话，我很难过。

咨询者：我希望你能改变对你弟弟的看法。

咨询者：你认为你弟弟的经济条件不好，是因为他太懒惰，是吗？

你能区分咨询者的反应是属于内容表达、内容反应、情感表达、情感反应中的哪种吗？

（五）自我暴露

自我暴露也称自我开放，指咨询者讲出自己的感觉、经验、情感和行为，与来访者共同分担，以增加彼此的人际互动。

咨询者的自我暴露有两种形式，一种是向来访者表明自己在会谈时对来访者言行问题的体验，比如，咨询者说："我很高兴你不再让你老伴陪着你，而是你自己一个人坐车来这里了"；另一种则是告诉对方自己过去的一些有关的情绪体验及经历、经验，比如，咨询者说："你说你感到一种可怕的孤独，我可以想象出来，我也有过类似的体验。它使你害怕一个人待着，要出去找一个人，不管是什么人都行。但和其他人在一起时，这种感觉仍不放过你，它紧紧抓住你不放。不过，你能说说什么时候这种感觉最容易出现吗？"

咨询者在使用自我暴露技术时需注意的问题见图1-24。

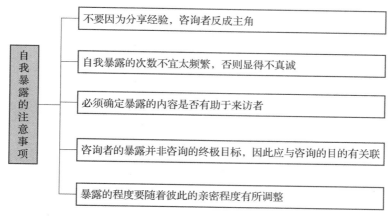

图 1-24 自我暴露的注意事项

自我暴露的注意事项
- 不要因为分享经验，咨询者反成主角
- 自我暴露的次数不宜太频繁，否则显得不真诚
- 必须确定暴露的内容是否有助于来访者
- 咨询者的暴露并非咨询的终极目标，因此应与咨询的目的有关联
- 暴露的程度要随着彼此的亲密程度有所调整

学中做

来访者：在我加入的一个老年团队里，我总是他们最后一个想到的人，他们都知道我这个人笨手笨脚，成事不足，败事有余。我认为自己能胜任的工作，他们都比我做得好，我始终没有机会。我该怎么办呢？

咨询者：当我在一家工作单位的时候，没有人愿意让我加入他们的足球队，我花了很长一段时间才克服了这种困扰。你现在似乎也有很多我那个时候的感觉，或许我们可以一起来谈谈。

你认为咨询者的自我暴露技术在本案例中运用得恰当吗？

子任务二　常用的老年心理治疗技术

心理学中的心理治疗技术，各个理论因为其基本观点的不同，各流派的治疗技术也不尽相同，我们挑选几个针对老年心理治疗较为常用的技术，介绍给大家。

一、放松训练

放松训练是通过一定的肌肉松弛训练，有意识地控制自身的心理生理活动，降低唤醒水平，改善躯体及心理功能紊乱状态，达到治疗疾病的作用。放松训练可用于治疗焦虑症、强迫症和恐惧症等多种心理疾病与神经症，也适用于正常人的保健。

（一）渐进式肌肉放松训练

放松技术的练习要遵循一定的步骤。一般要在舒适的状态下反复练习，从头到脚逐步放松。可以应用催眠法对某些患者进行放松，也可播放音乐让其自行放松。每天一次，每

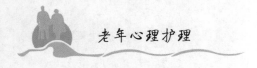

次 20~30 分钟，6~8 次即可学会。

渐进式肌肉放松训练的基本动作见图 1-25。

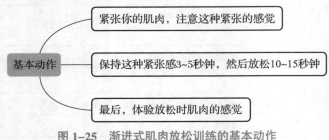

图 1-25　渐进式肌肉放松训练的基本动作

（二）想象放松训练

（1）选一个安静的房间，平躺在床上或坐在沙发上。

（2）闭上双眼，在想象中放松身体各部分紧张的肌肉。

（3）想象一个你熟悉的、令你高兴的景致，比如公园。仔细看着它，寻找细致之处，如果是花园，找到花坛、树林的位置，看着它们的颜色与形状，尽量准确地观察它们。

（4）此时，敞开想象的翅膀，幻想你来到一个海滩，躺在海边，周围风平浪静，波光粼粼，一望无际，使你心旷神怡，内心宁静、祥和。

（5）随着景色越来越清晰，幻想自己越来越轻柔，飘飘忽忽地离开躺着的地方，融进环境之中。阳光、微风轻拂着你。你已经成为景色的一部分，没有事情要做，没有压力，只有宁静与轻松。

（6）在这种状态停留一会，然后想象自己又慢慢地躺回海边，景色渐渐离你而去。再躺一会儿，周围是蓝天白云，碧涛沙滩，然后做好准备，睁开眼睛，回到现实。此时，你的头脑平静，全身轻松，非常舒服。

二、系统脱敏疗法

（一）系统脱敏疗法的概念和原理

系统脱敏疗法是 20 世纪 50 年代由精神病学家沃尔普所创，是指当患者出现焦虑和恐惧刺激时，施加与焦虑、恐惧相对立的刺激，从而使患者逐渐消除焦虑与恐惧，不再对有害的刺激敏感而产生病理性反应。

系统脱敏疗法通过一系列步骤，刺激强度由弱到强、由小到大逐渐训练患者心理的承受力、忍耐力，增强适应力，从而达到对真实体验不产生"过敏"反应的目的，保持心身的正常或接近正常状态。沃尔普在实验中电击铁笼中的猫，每次电击之前先制造一阵强烈的响声。多次试验后，这只猫即使不受电击，只要听到强烈的响声或看见那只铁笼都会出现类似人类的焦虑恐惧反应。他将猫禁食几天，然后放回铁笼，铁笼里有猫爱吃的鱼，虽然猫极度饥饿，却不肯吃鱼。沃尔普设计了如图 1-26 所示的实验来治疗猫的"症状"。

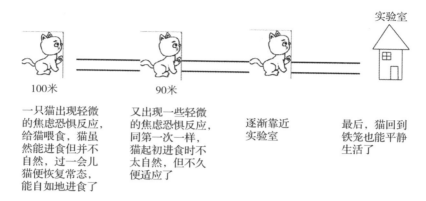

图 1-26 实验性恐惧

系统脱敏疗法的基本原理是：第一，建立与不良行为相对抗的松弛条件反射；第二，使焦虑反应在与引起这种反应的条件刺激接触中逐渐消退。

（二）系统脱敏疗法的操作步骤

1. 学会放松技巧

让来访者靠在沙发上，全身各部位处于舒适状态，可以进行想象放松训练也可以进行渐进式肌肉放松训练，每日一次，每次 20~30 分钟。

2. 建立焦虑等级

（1）找出使来访者感到焦虑或恐惧的事件，报告出对每一事件感到焦虑或恐惧的主观程度，这种主观程度可以用主观感觉尺度来衡量，分为 0~100 级，如图 1-27 所示。

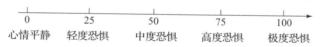

图 1-27 焦虑等级

（2）将来访者报告出的恐惧事件按等级程度由小到大排序。比如，一个恐惧蛇的老年人焦虑等级的划分，见表 1-25。

表 1-25 焦虑等级划分

序列	事件	等级
1	听到有人说蛇时	10
2	看到蛇这个字时	20
3	看到一根绳子	30
4	看到一条软皮蛇玩具	50
5	看到动物园玻璃柜里的蛇	60
6	隔着玻璃近距离看蛇	80
7	近距离的接触蛇	90

（3）按照所建立的焦虑等级由低到高的顺序，逐级进行脱敏训练。在某一等级中如果产生焦虑情绪就运用放松训练进行对抗，反复多次后，直到达到最高级的恐惧事件也不出现惊恐反应或反应轻微而能忍耐为止。

知识拓展

使用系统脱敏疗法时应注意的事项：

(1) 焦虑或恐惧等级之间跨度不要太大。

(2) 脱敏练习的次数依个体和情景的不同而不同。

(3) 系统脱敏疗法并不适用于每个人，当不能以想象或放松来降低焦虑水平时要考虑使用其他方法。

学中做

来访者退休时是处级干部，退休前，有一次开工作会议给大家宣读上级部门的政策文件，同时传达自己将要退休的事情。虽然有心理准备，但当宣布新领导名字时，部门人员都在交头接耳，来访者感觉像在议论自己，讲着讲着自己就开始紧张。第二天进单位时紧张得手心都出汗了，后来情况越来越糟，到退休都没有缓解。

请你为这位来访者制定一个焦虑等级。

三、行为塑造疗法

（一）行为塑造疗法的概念和原理

行为塑造疗法是采用逐步升级的行为作业，并在患者出现或完成期望的动作时，给予奖励等积极强化，以增加出现期望行为次数的治疗方法。该疗法的基本原理就是操作性条件反射。

行为塑造疗法通过不断强化目标行为的一系列连续趋近行为，让一个个体从不会到逐渐学会一个新行为，直到个体学会目标行为。

知识链接

在行为塑造过程中应注意的事项：

(1) 要明确界定目标行为。

(2) 重视选择起始行为。

（3）合理设定塑造步骤。

（4）正确选择和呈现强化物。

（5）在每个起始反应发生时应及时予以强化。

（6）任何一步都不能强化次数太多。

（二）行为塑造疗法的操作步骤

行为塑造疗法的操作步骤如下：

（1）制定一个塑造行为的目标。

（2）确认起始行为：该行为已经出现过或与目标行为接近。

（3）选择塑造步骤：步骤需要合理预期。

（4）选定在塑造计划当中使用的强化物：出现规定的目标行为，则马上提供强化。

（5）如果在塑造过程中有反复出现与期待的行为相反时，停止奖励。

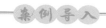

王老先生，65 岁，脑卒中后遗症患者。他的双腿运动受到限制，只有左腿能够缓慢行走，右腿只能拖着前行。治疗的计划是使用拐杖行走，目标行为是让王老先生使用右臂支撑拐杖走 10 步。初始行为是王老先生用正确的姿势熟练运用拐杖。经过 9 个步骤和近百次训练后，达到目标行为。

案例中对王老先生采用行为塑造疗法来设计康复计划，具体操作步骤如表 1-26 所示。

表 1-26　使用拐杖行走计划

步骤	行为
1	患者使用拐杖撑住自己，治疗师在后面从腋下撑住他，让他调整站姿保持 15 秒钟，做完这些才有奖励
2	患者靠拐杖走一步，治疗师在后面从腋下撑住他，让他调整站姿保持 15 秒钟，做完这些才有奖励
3	同步骤 2，治疗师不再提供帮助，患者自己调整站姿以撑住拐杖，做完这些才有奖励
4	治疗师扶住患者的后背，使其保持平衡，患者借助拐杖走 4 步可以得到奖励
5	同步骤 4，但患者要走完 5 步，调整双腿并站好
6	同步骤 5，但患者要走完 5 步，并且将拐杖撑到向前的位置，并保持站好
7	将拐杖点向前方再收回来，这样反复 4 次，治疗师减少对患者的帮助
8	同步骤 7，反复 8 次，且在没有治疗师的帮助下保持平衡
9	照上述动作做 12 次并保持平衡

按照该指导计划，按"挂拐行动—调整站姿—保持站姿—前/左/右方向使用拐杖"的步骤，逐渐增加行走步数，保持重复训练直至能使用右腿行走为止。

> **学中做**
>
> 如果将案例中王老先生的塑造计划设计为使用单一栏杆行走，让王老先生借助单一栏杆走10步。初始行为是王老先生坐在一张椅子上，用手扶住右边的栏杆，治疗师运用喝饮料作为强化物。
>
> 请你为王老先生设计一个通过7个步骤达到目标行为的行为塑造方案。

四、示范疗法

（一）示范疗法的概念和原理

示范疗法是指个体通过观察榜样及其所示范的行为，进而导致个体增加或获得良好行为、减少或消除不良行为的一种行为矫正方法。它的原理是心理学家班杜拉（Albert Bandura）的社会学习理论，他们认为人的各种行为，无论是适应性行为还是不良行为，都是通过后天的学习获得的。因此，通过同样的方式也可以改变不良行为，或重新学习适应性行为。班杜拉认为，我们从行为到态度，都是通过观察模仿别人而习得的。因此，让老年患者观看别人切合时宜的行为，他们就能放弃自己的不适应行为，从而达到治疗目的。

在个体通过观察榜样所示范的行为进行学习的过程中，示范者和学习者的特征和属性都会影响示范疗法的效果。示范疗法的影响因素见表1-27。

表1-27　示范疗法的影响因素

行为主体	影响因素	行为主体	影响因素
示范者	与学习者的相似性	学习者	注意力品质
	能力水平		记忆力水平
示范者	声誉和地位	学习者	动作技能水平
	态度和举止		动机状态

（二）示范疗法的操作步骤

第一步是行为示范阶段。示范模型一般可分为活体模型和象征模型。活体模型是指现实生活中活生生存在的具体人物，如肿瘤康复患者；象征模型是指电影或录像中的某一人物。示范模型可以是单一榜样，也可以是多重榜样，多重榜样更有利于行为矫正。

第二步就是行为获得阶段。若使用活体模型，就让"模型"与患者进行面对面的交流，现身说法。这期间治疗者应对示范模型的行为表现加以关注和赞赏，以引起患者的注意、观察和模仿。若使用象征模型，则应给予患者以一定的解释、提示，最终让患者模仿。

第三步是行为表现阶段。此阶段的关键是要对学习者的行为表现及时进行反馈。

知识拓展

可以用示范疗法改善病房中老年患者的消极情绪气氛，如有目的地选择情绪积极乐观的老年患者作为示范者，不时有意识地对这类患者的行为表现给予赞赏。治疗者也可以调动康复患者，让他们对其他老年患者现身说法。看到与自己患同样疾病的患者康复，往往能激发他们的康复信念和求生欲望。

五、合理情绪疗法（RET）

（一）合理情绪疗法的概念和原理

合理情绪疗法（Rational-Emotive Therapy，RET）是 20 世纪 50 年代由艾利斯在美国创立的，它是认知治疗的一种，因为它也采用行为疗法的一些方法，因此也被称为认知—行为疗法。

合理情绪疗法是通过改变非理性思维、信念和行为的方法来改变不良认知，达到消除不良情绪和行为的心理治疗方法。该疗法的基本理论主要是情绪 ABC 理论。

艾利斯认为：人的情绪不是由某一诱发性事件本身引起的，而是由经历了这一事件的人对这一事件的解释和评价所引起的。这就是情绪 ABC 理论的基本观点。

在情绪 ABC 理论模式中：

A 是指诱发性事件（Activating Events）；

B 是指个体在遇到诱发事件之后相应而生的信念（Believes），即他对这一事件的看法、解释和评价；

C 是指特定情景下，个体的情绪及行为的结果（Consequence）。

通常人们会认为，人的情绪的行为反应是直接由诱发性事件 A 引起的，即 A 引起了 C。情绪 ABC 理论则指出，诱发性事件 A 只是引起情绪及行为反应 C 的间接原因，而人们对诱发性事件所持的信念、看法、解释才是引起人的情绪及行为反应的更直接的原因。

合理情绪疗法认为，人们的情绪障碍是由人们的不合理信念所造成的，因此简要地说，这种疗法就是要以理性治疗非理性，帮助患者以合理的思维方式代替不合理的思维方式，以合理的信念代替不合理的信念，从而最大限度地减少不合理的信念给情绪带来的不良影响，合理与不合理信念的区别见表 1-28。

表 1-28　合理与不合理信念的区别

合理信念	不合理 / 非理性信念
大多基于一些已知的客观事实	包含更多的主观臆测成分
使人保护自己，努力使人愉快地生活	产生情绪困扰
更快地达到自己的目标	难于达到现实的目标而苦恼
不介入他人的烦恼	难于做到不介入他人的烦恼
阻止或很快地消除情绪冲突	情绪困扰持续时间长造成不适反应

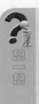

秦奶奶，60岁，最近一直因为孩子们的事情而生气。秦奶奶认为，自己对孩子们一直都很好，孩子们也应该对她好，孩子们一旦与自己的观点不一致，秦奶奶就认为是自己老了，没用了，觉得天都塌了，整天为这样的事情难过、生气。

请大家指出秦奶奶有哪些观念是非理性的？

知识拓展

非理性信念的特征

（1）绝对化要求：以自己的意愿为出发点，对某一事物怀有认为其必定会发生或不会发生的信念，通常与"必须""一定""应该"等连在一起。如"我必须获得成功"。

（2）过分概括化：以偏概全、以一概十的不合理思维方式的表现。如当面对失败或是极坏的结果时，往往会认为自己"一无是处""一钱不值"，是"废物"等。

（3）糟糕至极：这是一种认为如果一件不好的事发生了，将是非常可怕、非常糟糕，甚至是一场灾难的想法。通常用"彻底失败了""最糟糕的一件事""太可怕了"等概括。

（二）合理情绪疗法的步骤

1. 心理诊断阶段

这是治疗的最初阶段，首先，咨询者要与来访者建立良好的工作关系，帮助来访者建立自信心。其次，要向来访者指出，他的思维方式、信念是不合理的并帮助他们弄清楚为什么会变成这样，怎么会发展到目前这样，讲清楚不合理的信念与他们的情绪困扰之间的关系，这一步可以向来访者介绍情绪 ABC 理论。

2. 领悟阶段

这一阶段主要帮助来访者认识到自己不适当的情绪和行为表现或症状是什么，产生这些症状的原因是自己造成的，要寻找产生这些症状的思想或哲学根源，即找出他们的非理性信念。

3. 修通阶段

这一阶段是治疗中最重要的一环。主要的工作是咨询者应用各种方法与技术，帮助来访者认清其信念的不合理性，进而使来访者放弃这些不合理的信念，帮助来访者产生某种认知层次的改变，这是整个合理情绪疗法的核心内容。

4. 再教育阶段

巩固心理治疗的成果，并进一步消除其他的不合理信念，帮助他们学会以合理的思维方式代替不合理的思维方式，更好地适应现实生活。

六、心理支持疗法

（一）心理支持疗法的概念和原理

心理支持疗法是伯莱安·索恩（Brian Thorne）于 1950 年创立的，是心理治疗最基本的方法之一，它是指实施者在心理治疗过程中提供的支持构成了心理治疗的主要内容。各种心理疾病和躯体疾病常以心理支持作为心理治疗的基础，其适应范围非常广。

心理支持疗法的内涵非常丰富，一般是治疗人员合理地采用劝导、启发、鼓励、同情、支持、评理、说服、消除疑虑和提供保证等交谈方法，帮助患者认识问题、改善心境、提高信心，从而促进心理康复过程。心理支持疗法是一种基本的心理疗法，可以配合大多数的心理治疗。

心理支持疗法的目标不是改变患者的人格，而是帮助他们学会应对症状的发作，防止严重的心理问题出现，对大多数老年患者来说，心理支持疗法主要是帮助他们处理一些暂时性的困难。

（二）心理支持疗法的原则

心理支持疗法的原则见图 1-28。

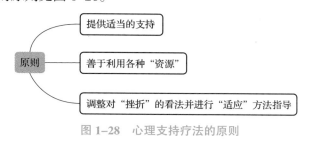

图 1-28　心理支持疗法的原则

（三）心理支持疗法的方法

心理支持疗法常用的方法见图 1-29。

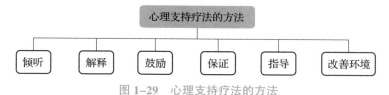

图 1-29　心理支持疗法的方法

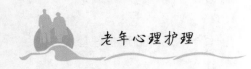

环境是指患者的社会环境，主要是人际关系。

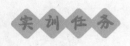

一、场地及设施要求

空旷教室，教室宽敞明亮，干净整洁，配有窗帘、可移动拼装桌椅和大屏幕等多媒体设备，以及胶带、白纸、画笔等实训课用品。

二、实训人员分组

运用报数或发纸牌等分组方法把学生按实训项目要求分成多个小组。每组寻找团队负责人，负责领导自己小组完成项目目标。

三、项目（案例）呈现

1. 案例呈现

赵阿姨，女，60岁，初中文化，与丈夫育有一女。赵阿姨身体健康，退休前是一个大厂的领导。两年前，厂里领导换届，赵阿姨的职务被年轻人取代，厂方又特聘她为技术顾问，但也只是一个虚衔。赵阿姨当领导当惯了，总是爱管事，爱操心，看什么不顺眼就想多说几句。别人考虑到面子问题，当着赵阿姨的面也没说什么，照样该怎么做还怎么做。赵阿姨因为这件事老是闷闷不乐，更使她不能接受的是，很多人看到自己连招呼都不打，还在背后说长道短。从这以后，赵阿姨完全像变了个人似的，天天待在家里也不出门，举止越来越奇怪，情绪低落到了极点。

2. 教师提出问题

教师引导学生了解案例，根据学过的心理咨询和心理治疗方法，结合案例首先确定采用哪种方法，再分析案例中的具体情景，结合案例材料，启发学生探讨问题：应该怎么对赵阿姨进行帮助？

3. 情景模拟

每个小组在负责人的领导下，进行角色分配，运用所学的心理咨询和心理治疗常用技术帮助赵阿姨。

四、参考答案

1. 需求问题分析

本案例中赵阿姨明显是有刺激情景，在别人不听她的指挥之后，产生了一系列的心理问题，可以采用心理咨询和心理治疗相结合的方法。

2. 确定内容和方式

首先采用心理咨询的一系列技术，比如倾听、提问等技术建立良好的关系，将问题更加具体化。其次，通过观察发现赵阿姨更多地是出现了非理性信念，因此，拟使用合理情绪疗法来帮助赵阿姨。

（1）写出赵阿姨可能出现的非理性信念以及她可能有的感受和行为，然后尝试着写下她的合理的想法以及可能的感受和行为。尝试对其解释情绪 ABC 理论。

（2）指导学生分析赵阿姨的认知成分，根据非理性信念的特征确定其不合理想法。

（3）指导学生与非理性信念进行辩论，可以采用合理情绪想象技术减缓不舒服感。辩论可以采用质疑式，比如"你有什么证据证明你自己的这一观点是正确的？""难道别人都要按照你的想法去办事吗？""你有什么权力要求大家那样做呢？"等，要允许来访者有一个思考的过程。中间辅助以一定的家庭作业，比如，RET 自助表。

（4）指导学生使用合理理性的思维方式代替非理性信念。

本案例需要教师在小组进行角色扮演和讨论时不断给予指导，要求学生在小组内练习、实践，以期在真正遇到案例时可以完整、有效地使用合理情绪疗法治疗患者。

五、分组汇报

各小组分别写出汇报提纲，并进行优缺点分析和可行性分析。教师对各小组的汇报进行评价，鼓励学生从多个角度思考、分析和解决问题，注重方案的切实可行性。

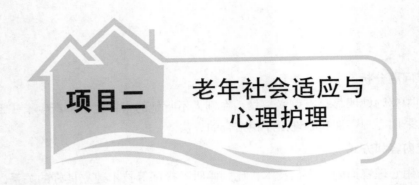

项目二　老年社会适应与心理护理

【知识目标】

◇ 掌握老年人离退休问题、婚姻家庭问题及其心理护理；空巢老人常见的心理问题、特征及其心理护理。
◇ 理解老年人常见的社会适应方式。
◇ 了解老年人社会适应基本认知、老年人社会适应中常见的心理问题。

【能力目标】

◇ 运用老年人的心理防御机制，初步分析空巢老人常见的心理问题、老年人婚姻家庭中常见的心理问题。
◇ 灵活运用所学知识，熟练帮助老年人就离退休、婚姻家庭、空巢问题，开展心理护理。
◇ 举一反三，针对不同老年人的心理状况，制定切实可行的心理护理方案。

【素质目标】

◇ 培养学生良好的观察力和换位思考能力，积极关注老年人。
◇ 树立为老年人服务光荣的服务理念并培养爱心、细心、耐心的服务态度。
◇ 培养学生灵活的思维能力，积极关注空巢老人的心理健康，灵活处理其心理问题，做好其心理预防工作。

【思维导图】

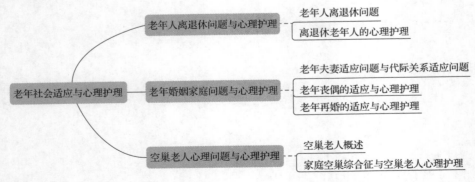

人到老年之后，生理和心理上会出现一系列的变化，工作和生活环境都发生了很大的转折，容易在思想、生活、情绪、习惯和人际关系等方面出现不适应现象。对老年人来说，要想健康长寿，应做好日常心理保健，同时注意在适应问题、家庭婚姻、离退休、人际关系、个性及情绪等方面，做好自我心理调适，学会养生，牢记快乐靠自己。只有科学地认识老年人的心理问题，深刻理解老年人心理问题的实质，才能正确地分析、看待老年人的常见心理问题及异常行为，才能有针对性地维护老年人的心理健康。

通过本项目的学习，能够帮助学习者掌握离退休老年人、受婚姻家庭问题困扰的老年人、空巢老人以及在养老院居住的老年人在社会适应中存在的心理问题及其特征，了解老年人常用的社会适应方式及其行为表现，采用心理疗法帮助老年人进行心理调适。本项目分为三个任务，分别是老年人离退休问题与心理护理、老年婚姻家庭问题与心理护理、空巢老人问题与心理护理。

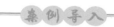

李奶奶，安徽太和人，1939年出生，和老伴一样都是退休职工。儿子和女儿先后结婚，大女儿嫁到另一个城市，小儿子结婚后搬到单位分的新房居住。可自从女儿、儿子离开后，李奶奶便思维迟钝，郁郁寡欢，成天闭门发呆，愁眉不展，不同亲友往来，连老伴找她说话，她也不太搭理。别人拉她出去参加老年活动，她也不去，时常唠叨说自己老了，没用啦。老伴去世后，她一个人居住，整日以泪洗面，饮食不规律，饱一顿，饥一顿，晚上辗转难眠，认为自己被子女抛弃了，常说别人对她冷淡。她认为，这个世界上人情淡薄，孤苦伶仃的活着没有什么意思。她感到孤单寂寞并常常自言自语：我是不是有病啊？这要是真的得了什么病，医药费谁承担啊？有时候像小孩子一样，假装自己生病，让儿子、儿媳回来看自己。

针对以上案例，你需要完成的任务是：

任务一：熟悉并掌握老年人离退休问题与心理护理

任务二：熟悉并掌握老年人婚姻家庭问题与心理护理

任务三：熟悉并掌握空巢老人心理问题与心理护理

任务一
老年人离退休问题与心理护理

【知识目标】

◇ 掌握离退休老年人的心理变化阶段和特点、离退休老人的心理调适。

◇ 熟悉离退休综合征的含义、表现和影响老年人离退休社会适应的因素。
◇ 了解离退休老年人的性格类型、离退休综合征的含义。

【能力目标】

◇ 培养学生自觉地尊重离退休老年人，关注离退休老年人的心理世界和态度。
◇ 培养学生良好的观察能力和换位思考能力，真正地理解、体谅老年人。
◇ 培养学生的迁移意识和灵活处理离退休老年人心理问题的能力。

【素质目标】

◇ 培养学生良好的观察力和换位思考能力，积极关注老年人。
◇ 树立为老年人服务光荣的服务理念并培养爱心、细心、耐心的服务态度。
◇ 培养学生灵活的思维能力，积极关注空巢老人的心理健康，灵活处理其心理问题，做好其心理预防工作。

【思维导图】

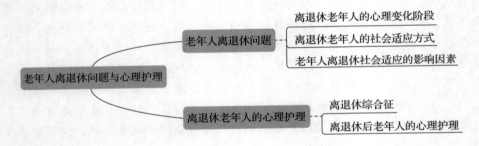

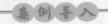

赵某，男，68岁，退休在家。以前从事企业管理工作，家中有老伴、两个儿子、一个孙子和一个孙女，经济条件很好，家庭关系也很融洽。自从8年前退休后，赵某每天早起打太极，和老友一起下棋、聊天，照顾孙子、孙女，帮家里修理各种电器，生活充实。但一年前，老伴身体不舒服，经医院检查是乳腺癌，经过手术和化疗后，老伴暂时没有生命危险。没过多久，赵某的一位故交因车祸去世，孙女前段时间又因病住院，这些让赵某感到生命的重要，也感慨生命的脆弱。于是，赵某近半年来经常心慌气喘、睡眠不佳，担心自己得了大病，到医院让医生开药。而且赵某经常打电话给两个儿子，让他们回来陪他，还说如果不回来可能就见不到他了。赵某整天不是担心老伴的病，就是担心自己的身体，担心儿子、儿媳、孙子、孙女，一天操不完的心。虽然儿子、儿媳多次劝导赵某，但赵某仍然无法平复情绪，一直在担心中过日子。

针对以上案例，你需要完成的任务是：

子任务一：了解老年人离退休问题

子任务二：熟悉并掌握离退休老年人心理护理

子任务一　老年人离退休问题

离退休是人一生中的一次重大转折，有些老年人突然面对离退休，一时难以适应，甚至认为离退休有损老年人的身体健康，有损老年人的社会价值和社会地位。有的人甚至错误地认为，离退休是致命的。然而，事实并非如此，除了身体本身不好外，离退休和死亡之间没有必然的联系。离退休老年人需要不断地更新和调整自己的认知，正确认识离退休，要理解新老交替、新陈代谢是人类社会发展的规律。离退休不直接损害人的身体健康，但老而无用的感受对人的心理活动有着不利影响，心理学工作者对此进行了许多研究，结果发现，离退休会使人的心理产生阶段性的变化。

一、离退休老年人的心理变化阶段

离退休老年人的心理变化，可分为四个阶段，如图 2-1 所示。

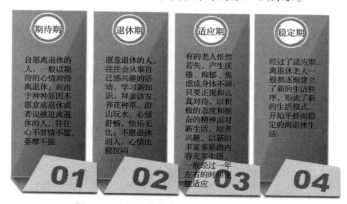

图 2-1　离退休老年人的心理变化阶段

（一）期待期

在临近离退休但尚未离退休之前，具有不同工作目的的、动机及职业的老年人，对即将到来的离退休的态度和心情往往是不同的。自愿离退休的人，一般以期待的心情对待离退休；而由于种种原因不愿意离退休或者说被迫离退休的人，往往心不甘情不愿，萎靡不振。

（二）退休期

在离开工作多年的单位很短的一段时期内，老年人从平时紧张繁忙的工作中解脱出来，可以自由支配时间。老年人在这个时期的心理活动及表现十分复杂，个别差异也比较大。愿意退休的人，往往会从事自己感兴趣的活动，学习新知识、拜亲访友、养花种草、游山玩水，心情舒畅，快乐无比；不愿退休的人，心情比较沉闷。

（三）适应期

离退休对任何一个老年人来说，无论是生活内容还是生活规律，都发生了重大的变化。观察和研究表明，很多老年人在离退休后的一段时间内，往往感到怅然若失、手足无措，产生厌倦、抑郁、焦虑等情绪，有的还会出现情绪和身体的失调。这个阶段是离退休老年人最难忍受的时期。但是，只要离退休老年人正视和认真对待，以积极的态度和振奋的精神面对新生活，培养兴趣，充实晚年生活，一般一年左右便能适应。

（四）稳定期

经过适应期后，离退休老年人一般都能清醒地认识离退休，并以正确态度对待。与此同时，他们逐渐建立新的生活秩序，形成新的生活模式，逐渐适应，开始平静而稳定的离退休生活。

二、离退休后老年人的社会适应方式

老年人离退休后的生活方式，和其中青年时的生活方式密切相关。不同性格的人，具有自己独特的期待、要求、欲望和兴趣。因此，一个人是否能很好地适应离退休生活，并安度晚年，与经济状况和社会经历有关，更受到其性格类型、生活经历的影响。心理学家提出了老年人的五种性格类型及各自的特征，如表2-1所示。

表2-1　离退休老年人的性格类型

类型	特点
成熟型	离退休后，心安理得，不留恋过去。常积极参加有益的活动，人际关系融洽，对离退休生活很满意，以积极的心态面对现实
安乐型	这种类型的老年人离退休后安于现状，对离退休生活没有过高的期望，只求生活休闲自得
掩饰型	试图通过不断的活动，从意识上逃避自己年老的事实，排除因肌体功能下降而产生的不安，生怕自己有过多的闲暇，通过忙碌来证明自己的价值。容易对别人产生嫉妒感，对自己的要求过高，易产生挫折感和失落感
易怒型	这种类型的老年人离退休后，不能适应离退休生活。对未能达到的人生目标，不认为是自己年老，将原因归罪于别人，责怪他人。总觉得别人和自己作对，对别人充满偏见，不满周围的人，觉得他们妨碍、低估、不理解自己，时常与别人争吵。对死亡有强烈的恐惧感，经常处于忧郁状态
自我厌恶型	对人生的看法比较被动，总觉得自己的一生是失败的一生，常把失败的原因归咎于自己，常自责，唉声叹气。对他人从不关心，对外面的世界漠然视之，自我封闭。觉得死亡并不是一种威胁，而是一种解脱

上述五种性格特征中，成熟型、安乐型、掩饰型的老年人都能适应离退休后的老年生活，只是适应的方式有所不同，不应对所有的老年人强求某种唯一的适应模式。"易怒型"和"自我厌恶型"的老年人，则属于离退休后适应不良的类型，他们需要适时自我调整。作为家人或朋友，更要为这些老年人提供适时的帮助和支持，使他们安享晚年。

三、老年人离退休社会适应的影响因素

人的一生就是一个适应过程，是学习新的社会角色、掌握新的行为模式，以适应新生活的过程。老年期更是如此，影响老年人离退休生活适应的因素很多。

（一）主观因素

1. 离退休前后生活境遇反差很大

不同的人，离退休前后的生活境遇变化不同。一般来说，普通百姓离退休前后生活境遇变化不是很大，因此比较安于离退休生活，不易产生不适应症状。而离退休前身居要职的领导干部则不同，离退休前他们有较高的社会地位和较大的职业权力，其生活重心是工作和事业；而离退休后不可避免地会出现社会地位的下降和权力的丧失，生活重心也被迫转移到家庭和生活琐事上。他们离退休前后生活境遇的变化如此之大，所以一时难以适应，因而易产生严重的心理失调。

2. 离退休前缺乏足够的心理准备

离退休老年人的心理变化虽然早在离退休之前就已经开始萌动，但有些人对离退休后面临的环境、生活内容的变化、角色的转变以及心理活动的变化和调节等问题考虑不周，即只是非正式或非系统地偶尔想到这些问题。还有一些人尽管在思想上有比较充分的准备，但老年人的心理特点往往导致他们在思维上、感情上、行动上明显滞后，因而也仍然会出现心理上的不适，尤其容易出现消极不良的情感反应。

3. 离退休后缺乏"个人支撑点"

每个人在社会中都扮演着一系列的社会角色，每种角色活动又构成了他的独特生活。在这众多的角色及角色活动中，有一种或几种角色及角色活动对他本人来说是至关重要的。因为这些构成了他们赖以生存和发展、维持最基本心理平衡的"个人支撑点"。一旦丧失了"个人支撑点"，他们则会心理失调，甚至心理崩溃。有些人，尤其是一些领导干部在离退休前，工作构成了他的"个人支撑点"，个人的一切尊严、价值都维系于工作。离退休后，原先的"个人支撑点"不复存在，又没有构建起新的个人"支撑点"，心理平衡被打破，感到失落、空虚、压抑、忧郁、懊丧、焦虑、痛苦。

4. 适应能力差

个人适应能力差是导致离退休综合征出现的一个重要原因。有些离退休老年人由于个性原因，难以适应离退休带来的生活变化。一般而言，性格固执、刚愎自用、急躁、怪僻、偏内向、智力水平低下以及黏液质和抑郁质类型的人适应能力相对较差，在环境发生剧烈变化时，容易出现心理失调。

（二）客观因素

客观因素，主要表现为离退休老年人社会支持的缺乏。在心理学上，社会支持指一个

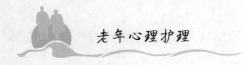

人出现心理问题时，一切有利于个人解决心理问题的社会因素。例如，亲朋好友的关心、领导和同事的关怀，都有利于离退休老年人解决心理问题，组织离退休老年人参加集体活动或倡导尊老、敬老风尚有利于他们宣泄和调节不良情绪。

子任务二　离退休老年人的心理护理

一、离退休综合征

（一）离退休综合征的含义

离退休后，由于工作环境和生活习惯的突变产生的各种心理不适应症状叫作离退休综合征。这种心理变化和身体的不适应交织在一起，直接损害离退休老年人的心身健康，加速衰老过程。

（二）离退休综合征的主要表现

1. 心理方面

心理方面主要表现为抑郁症状和焦虑症状。抑郁症状有：心情忧伤、郁闷、沮丧，精神消沉、萎靡不振，有强烈的失落感、孤独感、衰老无用感，对未来生活感到悲观失望，自信心下降，茫然不知所措，不愿主动与人交往，害怕见陌生人，有时连亲朋好友也疏于联系，行为退缩，兴趣减退，对过去很感兴趣的业余活动也感到索然无味，懒于做事，严重时连力所能及的家务事也不愿做。焦虑症状有：感到惶惶不安、心烦意乱，做事缺乏耐心、急躁冲动，容易发怒，有时自己也感到莫名其妙，无法自控，难以长时间静坐，忍不住要做小动作，严重者还会产生紧张、恐惧感，并伴有心慌、出汗等躯体症状。

2. 身体方面

离退休综合征患者常常出现头痛、眩晕、失眠、胸闷憋气或胸痛、腹部不适、周身疲乏、四肢无力等症状，但到医院检查又无其他躯体疾病，或者即使存在某种躯体疾病也不能解释这些症状。

二、离退休后老年人的心理护理

（一）离退休前做好充分的心理准备

在感情上、行动上接受现实，以积极乐观的心态对待离退休生活。具体地说，就是要逐渐淡化职业意识，减少职业活动，转移个人生活重心，增加生活内容，初步确定与自己文化经济背景、生活阅历、性格特点和身体条件相适应的离退休生活模式，尽早为离退休生活做安排。另外，有关组织和亲朋好友也可以开展一些咨询指导工作，为即将离退休的老年人出谋划策，提前做好角色转变的准备，以帮助其更好地适应离退休生活。

（二）离退休后保持充实的生活

保持充实的离退休生活，有利于建立新的"个人支撑点"，维持心理平衡。可从以下几个方面入手，见图 2-2。

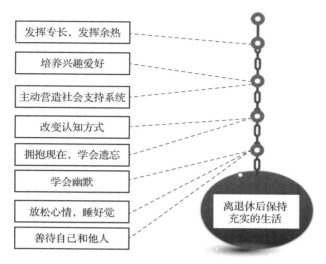

图 2-2　离退休后保持充实生活的方法

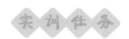

一、场地及设施要求

空旷教室，教室宽敞明亮、干净整洁，配有窗帘、可移动拼装桌椅和大屏幕等多媒体设备，以及胶带、白纸、画笔等实训课用品

二、实训人员分组

运用滚雪球、寻找有缘人等分组方法把学生按实训项目要求分成多个小组。每组寻找团队负责人，负责领导自己小组完成项目目标。

三、项目（案例）呈现

1. 案例呈现

李某，男，63 岁，某省粮食局局长，退休回家后，变得郁郁寡欢，一见到人总是大谈自己过去的辉煌。后来他总是反复地谈论这一段，人们便不爱听了，见了他就远远地躲着，他感觉失落无聊，情绪低沉。慢慢地，他饭吃得少了，还常常失眠。去年他感到身体特别不适，便到医院检查，结果被查出患有高血压、冠心病。于是他更闷闷不乐、焦虑不安了，甚至会莫名其妙地哭起来。后来，他妻子带他前去咨询。之后使用了一个办法，他妻子每次出去购物回来，都收集整理超市购物的小票，让李某在小票上签字"同意"，李某渐渐找回了当领导的感觉，同时积极看病、定期服药，身体逐渐好转，心情也慢慢好了起来。

2. 教师提出问题

教师引导学生了解分析案例情景，结合案例材料，运用学过的知识分析判断案例中老年人的问题，启发学生探讨问题：如何运用所学的内容对老年人进行心理护理？

3. 情景模拟

每个小组在小组长的带领下，进行情景模拟，运用所学的老年护理方法，来解决案例中的问题，制定护理方案。

四、参考答案

1. 案例分析

案例中的李某，患上了老年期离退休综合征。他从局长的位子上退休，顿时感觉到权力丧失，人走茶凉。社交圈日趋缩小，人际关系改变，无所事事的清闲加速了衰老的进程，再加上身体疾病，都干扰了其情绪，影响了其心理健康，使其产生了强烈的失落感和孤独感。李某夫妇达成共识，密切配合，心身疾病同时看，效果良好。

2. 针对问题，制定护理方案

（1）进行生活环境的调整和及时的心理护理。

（2）运用个案工作方法，对案例中的老年人进行情绪调适，通过积极关注、安慰、支持与疏导进行情绪调节。

（3）护理人员通过建立良好的护患关系，使患者感到被关心、被支持，从而获得安全感。

（4）营造和谐的气氛，使其感到亲切，愿意诉说自己的痛苦和困难；通过和蔼、诚恳的态度，与患者进行交谈，使患者得到精神上的安慰。

（5）在此过程中，护理人员需要注意谈话技巧，如用心倾听患者的叙述，鼓励患者加强积极暗示，克服消极暗示，表达自己的情绪，尊重患者的感受。

（6）鼓励患者重建人际关系，结识新朋友，和朋友聊天，说说心里话。

（7）转移注意力，培养兴趣爱好，通过散步、养花、钓鱼、练字、绘画，或者做点有趣的体力劳动，充实生活，陶冶性情，调节神经系统，调适心理。

五、分组汇报

各小组写出汇报提纲，并进行优缺点分析和可行性分析。教师对各小组的汇报进行评价，鼓励学生从多个角度思考、分析和解决问题，注重方案的切实可行性。

任务二
老年婚姻家庭问题与心理护理

【知识目标】

◇ 掌握老年人丧偶心理及心理应对、老年人离婚心理及心理应对和老年人再婚心理及心理应对。

◇ 熟悉老年夫妻适应问题和代际关系适应问题。

◇ 了解婚姻对老年人的意义和老年婚姻潜在的危机。

【能力目标】

◇ 能够分析老年人婚姻家庭中常见的心理问题及深层原因。

◇ 能够帮助老年人进行婚姻家庭问题的心理护理。

◇ 能够举一反三，灵活运用所学知识，并针对老年人的心理状况提出切实可行的心理护理方案。

【素质目标】

◇ 培养学生良好的观察力，积极关注老年人的婚姻家庭状况，树立正确的态度和理念。

◇ 培养学生尊重老年人的婚姻自由的意识，使老年人感受到支持和关心。

◇ 培养学生灵活的思维能力，初步应对处理老年人婚姻家庭的心理问题。

【思维导图】

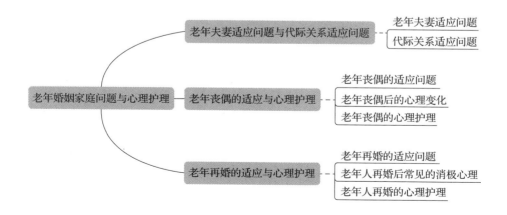

当前，传统的家庭角色正在经历较大的变化，这正是目前婚姻不稳定、家庭模式逐渐模糊的原因。家庭角色的变化与其他社会角色的变化趋势是一致的，趋向于人们之间的平等、互相尊重，人际关系变得更宽松、灵活、民主，人们获得较大的自由，而且也出现了角色行为的换位。任何一个想要过好家庭生活的人都必须深刻体会家庭的角色规范和规范所面临的新挑战，采取创造性的方式扮演好自己的角色。老年人也应如此。老年人生活的重心转向家庭后，家庭生活和睦与否直接关系到老年人生活质量的好坏。老年人都有安享天年的愿望。为了营造美好的晚年生活，子女晚辈们要尽孝道，关心爱护老年人，老年人亦应明确自己的角色，付出自己的努力。

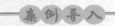

> 章先生，65 岁，原本性格开朗，兴趣广泛，在社区里小有名气，很多人都愿意和他一起参加活动，他爽朗的笑声经常回荡在家里和社区活动中心。但自从半年前老伴脑出血突然离世后，章先生就像变了个人一样，情绪变得很差，做什么都提不起兴趣，从不主动给亲朋好友打电话，即使是接电话也总是唉声叹气、沉默寡言。他不想出门，昔日热衷的活动也不参加了，天天在屋里对着老伴的照片、遗物等发呆，子女的劝解也听不进去。最近一周，他还出现了胸闷气短等症状，担心自己得了心脏病。他去医院检查，排除了心脏病的可能，医生说这主要是"心病"。

针对以上案例，你需要完成的任务是：

子任务一：熟悉老年夫妻适应问题与代际关系适应问题

子任务二：熟悉并掌握离退休老年丧偶的适应与心理护理

子任务三：熟悉并掌握老年再婚的适应与心理护理

子任务一　老年夫妻适应问题与代际关系适应问题

学习和了解老年夫妻适应问题、代际关系适应问题，并能够有针对性地对老年人进行心理护理，是当下养老服务亟待解决的问题之一。

一、老年夫妻适应问题

少时夫妻老来伴，携手相忆话夕阳。老年夫妻关系，会随着年龄的变化而变化。只有及时发现并妥善处理夫妻关系中的变化、冲突和矛盾，才能保证老年夫妻生活幸福。

（一）老年夫妻出现冲突的原因

1. 因子女的事情发生冲突

由于价值观、知识水平和生活经历的不同，老年夫妻对子女教育、生活饮食起居、子女工作和婚姻恋爱等问题，可能会持有不同的意见、想法，如果夫妻双方互不相让，可能会导致家庭冲突。

2. 老年夫妻兴趣、爱好不同

老年夫妻二人都离退休了，但缺乏共同的兴趣爱好，缺少共同的语言，没有相同的生活娱乐消遣方式，也容易出现家庭冲突。

3. 老年人性格的变化

老年人因生理、心理、社会等方面的原因可能出现性格、脾气的变化。当老年夫妻的一方因某种原因而出现性格变化时，另一方如果不能仔细观察和认真分析，并及时给予关心照顾，就很容易导致夫妻之间产生矛盾。

4. 生理需求的差异导致冲突

不同性别的老年人对生理需求不同。一般来说，如果年龄相仿，男性老年人比女性老年人生理需求更强烈。性生理和性观念的差别也会给老年夫妻生活带来阴影，导致夫妻关系不和谐。

（二）解决老年夫妻冲突的基本原则

由于以上各种原因，老年夫妻之间容易产生冲突和矛盾。在解决老年夫妻冲突的过程中，可以遵循下列基本原则，如表 2–2 所示。

表 2–2　解决老年夫妻冲突的基本原则

基本原则	具体内容
坚持互相尊重原则	多想对方的好处，多看对方的优点，无论大事小事，都要注意尊重对方意见，不固执己见
坚持互相谅解原则	进入老年期，男性容易失眠、健忘、发火，女性爱急躁、情绪不稳、焦虑不安、忧郁、疑虑重重。因此应互相体贴、互相谅解。身体较好的一方更要耐心体谅，另一方要控制自己，不为小事喋喋不休
坚持感情不断培养原则	不断培养感情，让爱情保鲜
坚持克服自身缺点原则	性子急、脾气犟的人要注意克服毛病，想要发火时，不妨想想自己的固执暴躁可能给对方带来的伤害，想想夫妻恩爱时的情景，想想对方往日对自己的关心和体贴
坚持参加集体活动原则	多参加集体的户外活动，呼吸新鲜空气，锻炼身体，放松心情
坚持自我批评原则	在冲突中主动让步，宽容大度

二、代际关系适应问题

父母与子女，有着密切的血缘关系和感情，但是两代人之间也难免产生矛盾和冲突，如果处理不当，会使关系进一步恶化，直接影响正常的家庭生活，并且危害双方的心身健康。因此，了解代际关系不和产生的原因，学会正确妥善地处理代际关系失调问题，对促进家庭和谐，改善代际关系，提高家人心身健康水平具有重要作用。

（一）代际关系不和的原因

1. 代际差异

代际差异又称代沟，是一种确实存在的现象。每代人都生活在特定的社会历史条件下，思想意识和行为方式都受到时代的影响，因而代际之间的隔阂和矛盾难以避免。

2. 沟通态度和方式不当

父母与子女之间彼此沟通的态度和方式不适当，是造成代际关系失调的又一重要原因。在态度上，父母过于重视权威，要求子女完全顺从；子女对父母缺乏应有的尊重和服从，对父母表现出自以为是的傲慢态度。在行动上，彼此以暗示、逃避、指责以及情绪化方式来沟通，其结果非但无法了解彼此的用心与想法，反而造成彼此之间更大的误会与成见，使代沟越拉越大。

当今中国的家庭关系正处在转型的关键时期，传统的代际关系调整方法已不再适用。因此，有必要确立新的家庭代际关系的调适原则和调适方法。

（二）代际关系的调适原则

代际关系的调适原则，见图2-3。

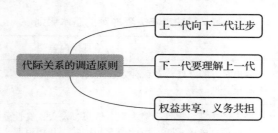

图2-3 代际关系的调适原则

（三）代际关系的调适方法

成功的代际关系调适，良好家庭氛围的营造，依赖于上、下代双方的共同努力。

1. 父母的调适方法

作为父母，面对代际关系，可以采取下列调适方法：

（1）信任子女，给子女适当的选择自由。如果一时无法接受子女的观念和行为，父母应多鼓励，多指导，给子女提供多种选择的建议，让他们通过实践尝试自己处理问题。

（2）认真倾听，了解子女的兴趣爱好、实际需要、内心想法，主动关心子女的工作活动和交友情况。

（3）让子女清楚地了解父母的想法，心平气和地告诉子女，严格要求与限制他们的初心和真正目的，尽量取得子女的理解。

（4）父母以身作则、言行一致，做出表率，使子女学有目标，行有示范，切忌采取双重标准，更不能对自己放松、对子女严格。

2. 子女的调适方法

作为子女，对待父母一定要谦恭、温和，要尊敬父母。平时主动与父母交流思想、探讨问题，尤其是涉及个人发展和影响家庭生活的重大事情，如填报考试志愿、选择专业、就业、择业、择偶等重大事情，及时与父母沟通。要清楚完整地表达自己的真实想法、愿望，说清环境、条件和事情的起因、可能出现的后果，主动向父母请教，征求父母的意见。

代沟是社会进步的必然。一般来说，老年人喜欢纵向对比，年轻人喜欢横向比较。老年人常回忆往事，年轻人多展望未来。在处理问题的方式上，老年人更尊重经验和权威，习惯用渐进、稳妥、保守的方式，而年轻人更乐于用突发、冲动、激进的方式。代沟客观存在，但不是不可逾越的。当年轻人注意从历史上发掘传统，虚心向老一辈学习宝贵经验，而老一辈认识到新一代更具创新精神，代表了社会的发展方向时，代沟就会逐渐弥合。老年人就会理解和宽容子女，尊重子女的选择，接受观念多元化的现实。

（四）家庭和睦需注意的问题

家庭和睦需要两代或者三代人的共同努力，对老年人来说，需要注意以下几个问题。

1. 老年人当自立

生活上自理，经济上自立，精神上自乐。老年人如果身体、精力尚好，应尽可能自立，保持人格尊严，在生活中，亲子间有分有合、有交流，更能促进家庭和睦。

2. 老年人最好有独立的生活空间

与子女有分有合。分时互不干扰，合能互相关照，这有利于代际关系的融洽。当两三代人共同生活时，老年人要保持自己独立生活的空间。对子孙小家庭的生活，老年人应不干涉、不强制、不介入，多提醒，多建议。

3. 家庭生活应有契约精神

在达成共识的基础上，把家庭成员在一定时间内的权利和义务，以家庭协议的形式确定下来。生活中有准则可遵循，有助于抑制家庭成员对他人产生过高的期望值，有效减少和避免家庭生活中的各种矛盾，改善家庭生活气氛。

4. 让家庭充满幽默

每个家庭在生活中都不免发生一些误会和不快，过于简单粗暴的处理方法，会使小误会变成大矛盾。幽默就像生活波涛中的救生圈，一句玩笑一个自嘲，能够化干戈为玉帛。幽默是一种达观、洒脱的生活态度，体现了人们的修养水平和对生活的深刻理解。

5. 统一对第三代人的教育方法

老年人有较多的育儿经验，离退休后有充裕的时间和足够的耐心。老年人应不断把注意力转移到孙辈身上。祖孙间的融合有助于消除老年人晚年生活的寂寞和孤独感，有助于减轻子女的生活负担。在教育第三代的问题上，老年人与子女经常会在育儿观念、养育方式、教育方法等细节方面产生分歧。老年人应经常与子女沟通，保持清醒和理性，两代人应当统一教育方法，做好配角。

子任务二　老年丧偶的适应与心理护理

一、老年丧偶的适应问题

"有病相扶持，无事话沧桑"，老年夫妻是老来伴，几十年相濡以沫，感情深厚，互相陪伴，共度余生。丧偶对老年人来说是极其沉重的打击，这种打击如果不能及时妥善进行调适，有时会带来不同程度的精神伤害，有些老年人会因此丧失生活的勇气，甚至患重病或死亡。

丧偶对老年人是一个巨大的心理创伤，尤其对男性打击更大。心理学家认为，丧偶是老年人面临的最严重的负面事件之一。如何尽快摆脱和缩短沮丧期，走出精神重创，是丧偶老年人及其家属子女必须解决的问题。

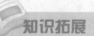

鳏寡效应

夫妻中的一方在配偶去世后 3 年内离世的现象，称为"鳏寡效应（Widowed Effect）"。

苏格兰圣安德鲁斯大学的研究人员在 1991 年至 2005 年随访了大约 5.8 万对夫妻。这 15 年间，8.5% 的男性和 16.5% 的女性丧偶。调查结果显示，40% 的男性和 26% 的女性在配偶去世后 3 年内辞世。

这项研究首次涉及多种死因，包括癌症、其他疾病、酗酒、吸烟、事故、他杀和自杀。虽然不少鳏夫和寡妇由于上述原因去世，但研究人员仍然找到"足够证据"证明，这些人更多是因为丧偶而去世。可见"心碎到死"，有一定的道理。

二、老年丧偶后的心理变化

心理学家对老年人丧偶后心理活动的一般规律进行了研究，认为丧偶后的心理变化经历了以下几个阶段，如图 2-4 所示。

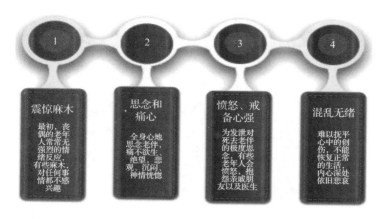

图 2-4 丧偶后的心理变化阶段

（一）震惊麻木

很多老年人在得知老伴亡故的消息后，表现得麻木不仁，呆若木鸡。在丧偶的最初日子里，丧偶的老年人常常无强烈的反应，对任何事情都不感兴趣。

（二）思念和痛心

经历了最初的麻木感后，丧偶的老年人会专注于对老伴的思念，会痛不欲生，被绝望感所控制，悲观、沉闷、心如死灰、度日如年、神情恍惚，整天沉浸在对过去的回忆中。

（三）愤怒、戒备心强

由于对死去老伴的极度思念，有些老年人会强烈自责，认为与自己没有及时救治有关。有些老年人会迁怒于他人，会愤怒、抱怨亲戚朋友和参与救治老伴的医生。

（四）混乱无绪

经历了丧偶的最初日子，悲伤难过的情绪在一定程度上得到了宣泄，但生活仍然混乱无绪。许多丧偶老年人在老伴去世一年后，都难以抚平创伤，不能恢复正常生活。在一些人、一些事的启发和诱导下，开始从绝望中复苏，开始重新组织、安排生活。从表面上看，情绪似乎恢复了常态，但内心的心理创伤较大，进而出现吃不下，睡不好，心神不宁、恐惧、紧张、失眠等现象。

以上几个阶段因人而异，长短不一。要平安地度过这个时期，减轻丧偶的悲痛，子女、亲友要多安慰、多陪伴，多关注丧偶老年人的心理健康。老年人要自己进行心理调适，避免走入心理死角。

三、老年丧偶的心理护理

丧偶后的心理护理方法，如图 2-5 所示。

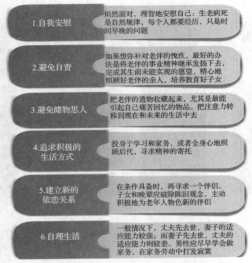

图 2-5　丧偶后的心理护理方法

子任务三　老年再婚的适应与心理护理

一、老年再婚的适应问题

"白头偕老"只是人们的美好愿望,老年夫妻总会有一个先过世,这样,健在的人就成了单身。当然,离异也可以使老年人成为单身。这些老年人都有可能面临再婚的问题。那么如何对待再婚问题,是老年人自身、家人及整个社会都应关注的话题。

二、老年人再婚后常见的消极心理

老年人再婚后常见的消极心理如图 2-6 所示。

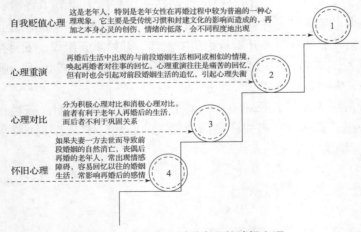

图 2-6　老年人再婚后常见的消极心理

（一）自我贬值心理

这是老年人，尤其是老年女性在再婚过程中出现的较为普遍的心理现象。由于受传统习惯、封建思想的影响，再婚老年女性会不同程度地出现这种心理。

（二）心理重演

再婚后生活中出现的与前段婚姻生活相同或相似的情景，会唤起再婚者对往事的回忆。心理重演往往是痛苦的回忆，但有时也会引起对前段婚姻生活的追忆，造成心理上的失衡。

（三）心理对比

心理对比分为积极心理对比和消极心理对比。其中前者有利于老年人再婚后的生活，而后者不利于巩固关系。心理对比在再婚老年人中带有普遍性。他们总把现在的配偶与前配偶相对比，越比越觉得现在的配偶不好。

（四）怀旧心理

对丧偶后再婚的老年人来说，前段婚姻关系的结束，是因为夫妻中一方的故去而导致的婚姻关系的自然消亡。因而再婚后，他们常常会出现情感障碍，主要是容易回忆以往的婚姻生活。这种怀恋会影响再婚后的感情。

三、老年人再婚的心理护理

（一）慎重对待

由于老年人的体力、精力都已不如从前，婚姻的变故会对老年人造成更大的伤害。因此，老年人对再婚问题一定要慎重，不可草率。有的老年人考虑得不周全，甚至想随便找一个人凑合几年，结果酿成了悲剧。一些老年人在考虑再婚时，对经济因素考虑过多。有的老年人甚至单纯为了获得经济来源而再婚，这种做法是不可取的。考虑经济因素是必须的，但是更要重视感情问题。没有感情的婚姻是不稳固的，随时可能倒塌。

（二）消除顾虑

由于各种各样的顾虑，一些单身老年人不敢再婚。

老年人再婚的顾虑一：觉得自己已年过半百，再找一个老伴怕别人笑话。老年人再婚是光明正大的事情，不用怕别人说闲话。俗话说：人老了，老伴就是精神上的慰藉。不同年龄的人有不同的乐趣、需要和追求。对老年人来说，最需要精神上的安慰、谅解、鼓励，而这些只有从老伴身上才能得到。因为年龄相仿的人有着相似的经历，有共同的感受，易于互相理解。老年人再婚后可以在生活上互相照顾。人到了老年期，身体的各种器官都退化了，即使没有什么大病，生活上也会遇到种种难以解决的困难。人到了老年期，还格外怕孤独、寂寞，只有老伴才是生活上的帮手和伴侣。当今社会正处于迅速变革的时期，人们的思想观念发生了深刻变化，社会对老年人再婚的态度也大有改观。老年人再婚是正常生活的需要，应该大胆走自己的路。

老年人再婚的顾虑二：害怕子女反对。子女反对老年人再婚常见的原因有：受传统思想的影响，子女认为老年人再婚是不光彩的事情，觉得父亲或母亲再婚会使自己脸上无光；怕被人说是自己对父母不孝，害怕落下"不孝"的恶名；担心自己的经济利益受损，害怕家庭财产、房屋落到外人手里；出于感情原因，觉得老年人再婚就对不起去世的父亲或母亲。

首先应当明确，子女阻挠、反对老年人的婚姻是不正确的。如果子女对老年人再婚过分干涉，可能会触犯法律。作为老年人，如果子女反对自己再婚，也不要急于求成，强行结婚，要多方协调，与子女沟通。现在的年轻人思想越来越开通，顽固反对老年人再婚的是极少数，大部分是通情达理的。如果子女就是不同意，甚至粗暴干涉，可以通过亲友或有关组织部门帮助解决，尽可能不要把事情闹僵。如果涉及房屋、财产继承问题，最好在再婚前通过协商或司法程序解决。

（三）再婚后注意双方感情的培养

再一次组织家庭，虽然对男女双方来说都是轻车熟路，一切都不陌生，但遇到的困难可能比初婚还要大。老年再婚夫妻之间感情的建立更多地需要理性培养和发展。因此，老年人再婚以后应把感情的培养摆到极为重要的位置。为了使双方迅速建立起融洽的感情，应当做到以下几点：

1. 迅速使对方摆脱前夫或前妻的影子

可采取下面的办法：取走最容易使对方想起故人的物品，以免对方经常睹物思人。当然这要征得对方的理解和同意。自己应做到当与现在的爱人发生摩擦时，尽量不去回忆与去世或离异的爱人相处时的情景，更不要在对方面前说他（她）与自己以前的爱人相比如何。尽可能侧面了解对方前妻或前夫的情况，力争超过他们，这样容易使对方了断恋旧情结。

2. 注意不触动各自心理敏感点

心理敏感点，就是人心里的疮疤、感情上不幸的烙印。再婚夫妻不要触及对方心理上的敏感点，注意培养感情。对方心理上的敏感点有：双方经济条件的优劣问题；双方带来的子女问题；彼此间的信任问题。

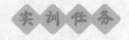

一、场地及设施要求

空旷教室，教室宽敞明亮、干净整洁，配有窗帘、可移动拼装桌椅和大屏幕等多媒体设备，以及胶带、白纸、画笔等实训课用品。

二、实训人员分组

运用报数分组法把学生分成多个小组，每组一名组长，带领小组成员完成项目目标。

三、项目（案例）呈现

1. 案例呈现

章先生，65 岁，原本性格开朗，兴趣广泛，在社区里小有名气，很多人都愿意和他一起参加活动，他爽朗的笑声经常回荡在家里和社区活动中心。但自从半年前老伴脑出血突然离世后，章先生就像变了个人一样，情绪变得很差，做什么都提不起兴趣，从不主动给亲朋好友打电话，即使是接电话也总是唉声叹气、沉默寡言。他不想出门，昔日热衷的活动也不参加了，天天在屋里对着老伴的照片、遗物等发呆，子女的劝解也听不进去。最近一周，他还出现了胸闷气短等症状，担心自己得了心脏病。他去医院检查，排除了心脏病的可能，医生说这主要是"心病"。

2. 教师提出问题

教师引导学生了解案例情景，分析案例情景，结合案例材料，运用所学知识，分析判断案例中章先生面临的婚姻家庭中的心理问题及原因，启发学生探讨问题：如何对章先生进行心理护理？

3. 情景模拟

每个小组在负责人的领导下，进行情景模拟，运用所学的老年护理方法，解决案例中的问题，制定方案。

四、参考答案

1. 案例分析

在案例中，章先生在老伴因病去世后就像变了个人一样，情绪一直很差，做什么都提不起兴趣，沉默寡言，天天在屋里对着老伴的照片、遗物等发呆，子女的劝解也听不进去。根据上述症状分析判断，章先生主要是丧偶之后心理适应出现问题。

2. 针对问题，制定方案

（1）改变对死亡的认知，进行自我心理安慰。如"生老病死乃人之常情，先走一步的老伴一定希望我好好地活着；人死不能复生，我要好好地替老伴看着孩子"等。

（2）若条件允许，子女应将章先生接在一起生活，或是鼓励章先生去养老院，应避免

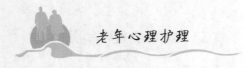

让他在熟悉的环境里睹物思人。

（3）帮助章先生建立积极的生活方式，多鼓励他参加昔日热衷的活动，培养兴趣爱好，多与亲朋好友保持联系，尽量使自己的生活充实、忙碌起来。同时，章先生应提高自理能力，很好地安排、照顾自己。

五、分组汇报

各小组写出汇报提纲，并进行优缺点分析和可行性分析。教师对各小组的汇报进行评价，鼓励学生从多个角度思考、分析和解决问题，注重方案的切实可行性。

任务三
空巢老人心理问题与心理护理

【知识目标】

◇ 掌握空巢老人常见的心理问题、解决家庭空巢综合征的对策、空巢老人心理护理的方法。
◇ 熟悉家庭空巢综合征产生的原因。
◇ 了解空巢老人的定义及现状和家庭空巢综合征。

【能力目标】

◇ 能够根据老年人的心理防御机制，判断空巢老人常见的心理问题。
◇ 能够举一反三、灵活运用所学的心理治疗技术，针对空巢老人的心理状况制定切实可行的心理护理方案。

【素质目标】

◇ 培养学生树立为老年人服务光荣的服务理念和爱心、细心、耐心的服务态度。
◇ 培养学生良好的观察能力和换位思考能力，积极关注空巢老人的心理健康。
◇ 培养学生的迁移能力，灵活处理空巢老人的心理问题，做好心理预防工作。

【思维导图】

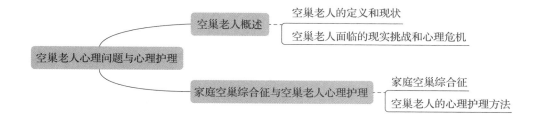

空巢老人心理问题与心理护理
- 空巢老人概述
  - 空巢老人的定义和现状
  - 空巢老人面临的现实挑战和心理危机
- 家庭空巢综合征与空巢老人心理护理
  - 家庭空巢综合征
  - 空巢老人的心理护理方法

案例导入

　　马老先生说，他的爱人5年前去世了，两个女儿也早已各自成家。"空巢老人的生活有多孤寂，没有经历过的人根本难以想象。每天自己买菜做饭，做好以后瞅着孤零零的一副碗筷，基本上就没有胃口了。身体不舒服时，两三天不出一趟门儿、不说一句话是常有的事儿。有一回我正在拖地，电话忽然响了。我猜是闺女打来的，就激动地去接，结果脚下一滑摔在地上，疼得骨头架子跟摔散了似的，半天站不起来……"

　　"最难熬的是夜晚，"马老先生说，"自从我老伴去世后，我就常常失眠，已经很久没有睡过一个好觉了。夜里静得简直可怕，连个说话的人都没有，一个人守着空荡荡的房子，翻来覆去睡不着觉，只能睁眼熬着，盼着时间一分一秒地快点溜走……""转眼又快过年了，我最怕过年这几天。孩子们来陪我的时间有限，短暂的热闹过后，孩子们一走就又恢复寂寞了。"马老先生说，"相信所有的空巢老人都有同感。14年前，大年三十晚上就发生过一件老人因为孤独上吊自杀的事，当时人们还编了两句顺口溜'三十放炮，孤老人上吊'。逢年过节对孤独的老人来说，可想而知是什么滋味了……"马老先生坦言，他也曾经动过自杀的念头。"尤其是老伴刚去世那年，我经常绝食，满脑子就想跟着去算了。结果让孩子们整天提心吊胆，不得不耽误工作来陪我。我心里很过意不去，非常矛盾，非常痛苦。"

　　上述案例，反映了空巢老人的社会问题，特别是对空巢老人精神生活的忽视。面对越来越多的空巢老人，若不完善养老服务体系，注重老年人的精神慰藉，类似事件还会发生。空巢老人问题作为我国此次人口老龄化浪潮中最突出的表现和最严峻的挑战之一，应引起政府及社会的高度重视。因此，了解空巢老人的现实和心理困境，有针对性地进行心理护理，已成为养老服务行业亟待解决的问题之一。

　　针对以上案例，你需要完成的任务是：

　　子任务一：了解空巢老人概述

　　子任务二：熟悉并掌握家庭空巢综合征与空巢老人心理护理

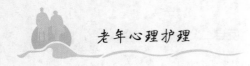

子任务一　空巢老人概述

一、空巢老人的定义和现状

(一) 空巢老人的定义

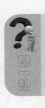

什么是空巢？什么样的老年人被称为空巢老人？？

空巢老人是指没有子女照顾、单居或夫妻双居的老年人。我们一般把空巢老人分为三种类型：一是无儿无女无老伴的孤寡老年人；二是有子女但与其分开单住的老年人；三是子女远在外地，不得不独守空巢的老年人。

📖 **知识拓展**

空巢的来源

据说，"空巢"最初起源于一则童话。在一片茂密的山林里，栖息着很多小鸟，它们有的在翩翩起舞，有的在欢声歌唱。然而在这片山林里有一对老鸟趴在窝中，它们心中感叹着：孩子们的翅膀硬了，都飞走了，剩下我们两个老的好凄凉、好孤单。单从字义上讲，空巢就是"空寂的巢穴"，比喻小鸟离巢后的情景，现在被引申为子女离开家庭后老年人空虚、寂寞的状态。换句话说，空巢家庭即是指无子女共处，只剩下老年人独自生活的家庭。

"空巢"是指无子女或子女成人后相继离开，只剩老年人独自生活的状态。传统中国文化重视天伦之乐，然而随着中国的社会文化变迁，人们的家庭观念淡薄及工作调动、人口流动、住房紧张、年轻人追求自己的自由与生活方式变化等原因，造成不能或不愿与父母住在一起的现象。

(二) 空巢老人的现状

目前，我国空巢老人的数量快速增加，空巢老人常存在以下现实状况。

1. 失去寄托，无事可做

子女离家之前，父母不仅要忙于工作，还要教育、关心照顾子女生活，忙碌而充实。

然而，如果老年人退休，彻底脱离了原来的工作，居家轻闲无事，骤然的变化极易产生严重的适应困难。这时，若子女由于就业、成家等原因离开了家庭，特别是到其他城市、国外生活，老年人就失去了为子女做事的机会。空巢老人大多无法立即适应这种新的生活，出现悲观失落、心情低沉、烦躁不安等消极情绪。

2. 交际变窄，无处倾诉

如果婚姻结构完整、夫妻感情稳固，空巢老人抵御空巢心理损伤的能力会较强。反之，丧偶独居、夫妻关系长期不良、身患慢性病、精神或躯体残疾的老年人，可能面临社会交往完全或大部分中断的窘境。虽然生活照料方面可以通过请保姆、雇钟点工来解决，但是雇佣关系不能替代亲子关系，短期内又不能有效建立与同龄人之间的人际关系，所以这些老年人会变得沉默寡言、闷闷不乐。

3. 无法排解、摆脱精神压力

子女离家造成的空巢现象，对老年人造成了较大的精神压力，这在心理学中被称为"应激"。受情绪和思维模式的影响，应激状态下的老年人容易产生抑郁、焦虑、失望、愤怒等多种消极情绪。消极情绪持续时间越久，对心理健康的影响就越深，还会引发各种心理障碍。除了对精神、心理方面的影响，如果老年人内心与子女生活在一起的愿望一直得不到实现，在情绪、认知及心理防御机制的作用下，还会通过一系列躯体症状表现出来。例如，入睡困难、早醒、睡眠感缺失、易惊醒、精力不足等与睡眠相关的问题，以及头晕、头痛、高血压、心慌气短、心律失常等循环系统疾病，或食欲不佳、腹痛腹泻、胃酸胃胀等消化系统问题。

二、空巢老人面临的现实挑战和心理危机

空巢老人面临着许多现实挑战和心理危机，详见图 2-7。

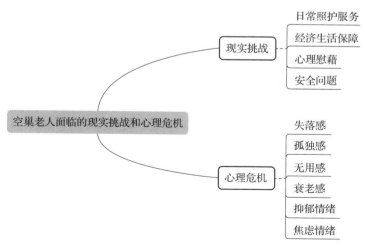

图 2-7　空巢老人面临的现实挑战和心理危机

（一）空巢老人面临的现实挑战

随着年龄的增长，老年人身体机能日益衰退，而子女由于种种原因又不能在身边照顾，很多空巢老人的晚年生活面临着很大的挑战，主要表现在以下几个方面。

1. 日常照护服务

很多空巢老人不缺吃、不缺穿，但是每天洗衣、做饭、打扫卫生等比较困难。有的老年人腿脚不方便，外出买菜是一大难题，他们要么一次多买点，减少外出次数；要么等着子女买回来，要么请邻居或社工代劳。加强对空巢老人的日常生活照料对提升其晚年生活质量很重要。然而，我国目前从事养老服务的工作人员远远达不到实际需求。当下需要养老护理人员近千万，但实际上从事养老行业的只有十几万人，而持证上岗的仅有三四万人。我国养老服务业从业人员严重不足，总体服务水平不高，不能满足老年人的实际养老需求。

2. 经济生活保障

虽然很多空巢老人有离退休金，但是离退休金比较少，难以维持正常的生活，因此，有不少老年人继续劳动，自力更生。农村地区空巢老人的生活更艰难，解决农村地区老年人的养老问题将是今后很长一段时期的任务。当前，我国农村 60 岁以上老年人领取国家的基础补贴最低是每月 55 元，远远不够生活所需。因此，从经济生活保障角度来看，我们应更多关注广大农村地区的空巢老人，提高他们的经济生活水平。

3. 心理慰藉

除了物质需求，精神空虚更为可怕。在我国养老问题中受到冲击最大、最严重的是家庭。很多子女只关心父母的吃穿问题，忽略了老年人的心理需求。有的子女即使想关心父母的情绪，可离家太远，或是有心无力，不知如何劝慰。此外，从事养老服务工作、家政服务工作的人员，了解老年人心理且具备老年人心理护理能力的非常少，很多养老机构根本就没有心理咨询员，或是形同虚设，没能充分发挥其应有的作用。

4. 安全问题

老年人在独居状态下，会给不法分子可乘之机，因此很多空巢老人担心生命安全和财产安全。老年人普遍存在肢体运动机能下降的情况，在空巢状态下，因跌倒、撞伤、烧伤、烫伤等导致躯体损害，几乎成了空巢老人的常见现象。空巢老人担心突然发病或离世却无人知晓。类似事件屡见不鲜，这更加剧了空巢老人的担心。在面对地震、暴雨、火灾等突发灾难时，空巢老人所受的伤害要远远大于其他老年人。近年来，针对空巢老人的盗窃、诈骗、入室抢劫等案件时有发生。这些现象警示有关部门和社会积极关注、妥善解决空巢老人的安全问题。

（二）空巢老人的心理危机

1. 失落感

失落感是指原来属于自己的某种重要的东西，被一种有形或无形的力量剥夺后产生的一种情感体验，或是某件事情失败或无法办成的感觉。失落感是一种由多种消极情绪组成的情绪体验。空巢老人的失落感主要是因为失去了生活目标，因为很多老年人将精力放在子女身上，一旦子女离开，他们就会失去服务对象和生活目标，空巢老人原本忙碌而充实的生活被打破了。

2. 孤独感

孤独感是一种与世隔绝、无依无靠、孤单寂寞的情绪体验。人类是群居动物，很少有人喜欢孤独。当子女离家后，面对"出门一把锁，进门一盏灯"的单调生活，每天除了吃饭、睡觉、看电视，几乎无事可做，就会产生孤独感。特别是独居的丧偶空巢老人，孤独感更加明显。严重的孤独感还会产生挫折感、寂寞感和狂躁感，若再加上身体疾病的折磨，甚至会产生轻生厌世的心理及行为。

3. 无用感

无用感是指认为自己未来的人生没有前途、没有希望，感觉自己没有社会价值的心理。李白的诗句"天生我材必有用"，即强调每个人来到这个世上都有价值。然而，生活中很多人由于种种原因找不到自己的定位和方向，甚至觉得自己特别没用，进而产生消极度日、破罐破摔的现象。研究指出，觉得自己没用会严重伤害心身健康，无用感常见于离退休后的老年人和内源性抑郁症患者。空巢老人的无用感，主要是伴随其年龄增长、身体机能衰退、社会角色变化而产生的。很多老年人年轻时身强力壮，但年老后"心有余而力不足"，在受挫后极易产生无用感。

4. 衰老感

衰老感是指自我感觉体力和精力迅速衰退，做事力不从心的心理感受。进入老年期后，身体器官及机能，会随着年龄的增长而逐渐衰退，如腿脚不灵便、视力听力下降、记忆力减退、牙齿脱落、头发花白、皱纹增多等。衰老是一种进行性的、不可逆转的变化，但与身体上的衰老相比，心理上的衰老对空巢老人的影响更深远。衰老感是一种主观感受，它以老年人主观判断自己老了为标准。很多空巢老人会由于子女成家立业、第三代出生、离退休或被人称为老爷爷老奶奶，而感慨自己老了，并由此产生一些消极情绪和行为。

5. 抑郁情绪

抑郁情绪是一种过度忧愁和伤感的情绪体验，一般表现为情绪低落、心境悲观、郁郁寡欢、思维迟缓、意志减退、行动迟钝等，严重的还会发展为抑郁症。老年抑郁症在老年群体中是一种较为常见的心理疾病。空巢老人的抑郁症患病率明显高于非空巢老人，而且老年抑郁症也是引起老年人自杀的最主要原因之一。

6. 焦虑情绪

焦虑是指当一个人预测将会有某种不良后果产生或模糊的威胁出现时产生的一种不愉快的情绪体验，通常由紧张、忧虑、不安、担心等感受交织在一起。焦虑总是与精神打击以及即将到来可能造成危害的刺激相关，严重的会成为焦虑症。焦虑症是老年人常见的心理疾病之一。

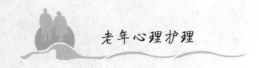

子任务二　家庭空巢综合征与空巢老人心理护理

一、家庭空巢综合征

家庭空巢综合征是指当子女由于工作、学习、结婚等原因离开家庭以后，独守"空巢"的中老年夫妇产生的心理失调症状，尤以中老年妇女表现为甚。

（一）家庭空巢综合征的主要表现

1. 认识方面

多数人出现自责倾向，认为自己过去有许多对不起子女的地方，对子女的关心、照顾和疼爱不够，没有完全尽到做父母的责任和义务等。但有时也会产生埋怨子女的倾向，觉得子女对父母的回报不够，只顾个人利益而忍心让父母独守"空巢"。

2. 情绪方面

常感到心情郁闷、沮丧、孤寂、凄凉和悲哀。有时失落感与成就感交织在一起，表现为心神不宁、无所适从、烦躁不安、茫然无助等。

3. 行为方面

表现为闷闷不乐、愁容不展、说话声调平淡、时时发出叹息，甚至流泪哭泣，常伴有食欲不振、睡眠失调等现象。子女离开家庭往往在短期内使父母的生活规律紊乱，需及时调整。

（二）家庭空巢综合征产生的原因

1. 心理衰老

人过了四五十岁，就会进入心理衰老期。随着自我生存能力、自我价值感不断降低，他们自认为从叱咤风云逐渐沦为社会弱者。自我衰老感很容易使老年人产生对人际疏远的恐惧。子女关系是最特殊的人际关系，是建立在血缘关系基础上的亲情关系。一旦子女因工作、学习远离父母，或者结婚另组家庭，父母自然会产生一种被疏离、舍弃的感觉。即便子女结婚后经常回家看望父母，父母也会觉得自己的孩子变成别人的了，不免忧伤、痛苦。

2. 角色丧失

许多已婚者尤其是已婚妇女，把养育子女当作生活的最重要内容，甚至是唯一内容，因而父亲角色或母亲角色的自我认同感至关重要，是他们身份、自我价值和情感的来源。一旦子女长大离开家，父母亲的角色便开始部分丧失甚至全部丧失。这种情况令父母十分痛苦，难以接受，从而产生严重的心理压力。除非从职业、教育、消遣活动和人际交往中找到新角色，满足身份、自尊和情感的来源——父亲或母亲角色，否则会产生家庭空巢综合征。

（三）解决家庭空巢综合征的对策

1. 建立新型家庭关系，减轻对子女的心理依恋

由于受我国传统文化思想的影响和独生子女家庭结构的制约，当今中国的父母们更加看重子女的教育。孩子对父母的影响及其在家庭中的作用格外突出，孩子是家庭基本三角的唯一支点，父子和母子关系都集中在孩子身上。在这种家庭关系中，容易使父母对子女产生一种特殊的依恋心理，尤其是在感情生活上更多地受孩子的影响和支配。为日后"家庭空巢综合征"埋下了种子。所以应及早将家庭关系的重心由亲子关系转向夫妻关系，适当减少对子女的感情投入，降低对子女回报的期望水平，尤其是当子女快要到"离巢"年龄时，要逐渐减少对子女的心理依恋，做好充足的心理准备。另外，父母要尽量与子女保持宽松、民主的关系，促使子女关心体贴父母，多看望父母。

2. 充实生活内容

许多父母在子女未离家时，为子女的衣食住行操劳，为子女求学、求职、择偶奔波，虽然辛苦，但是充实。子女由于求学、工作或结婚离家后，父母虽然生活清闲，但是觉得异常难熬，所以要减缓"家庭空巢综合征"，必须及时地充实生活内容，尽快找到新的代替角色，培养新的兴趣爱好，建立新的人际关系，闲暇时参与丰富多彩的活动。

二、空巢老人的心理护理方法

空巢老人的心理护理，主要有下面四种方法，如图2-8所示。

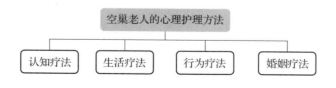

图 2-8 空巢老人的心理护理方法

（一）认知疗法

认知疗法是根据人的认知过程影响情感和行为的理论假设，通过认知和行为技术来改变患者不良认知的心理治疗方法的总称。认知疗法的基本观点是：认知过程及其导致的错误观念是行为和情感的中介，适应不良行为和情感与适应不良认知有关。认知疗法常采用认知重建、心理应付、问题解决等技术进行心理辅导和治疗，其中认知重建最为关键。在空巢老人的心理护理中运用认知疗法，可帮助空巢老人正确认识子女离家后可能面对的生活，使空巢老人积极调整孤独、寂寞、失落等消极情绪。其实施要点是引导老年人认识到子女离巢是家庭发展的必然趋势，子女成家立业，哺育后代是成熟、自立的标志。认识到这一点，老年人会为子女的离巢感到高兴，而不是沮丧。

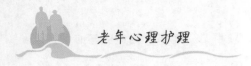

（二）生活疗法

老年人的生活重心由工作回归家庭之后，生活中的点滴都可能成为他们应对挫折与困境的力量。常见的生活疗法包括幽默、音乐、书法、绘画、养花等。其实施要点为帮助老年人在子女离家后积极建立新的生活方式，充实生活。这样既可以使老年人充分发挥余热，实现再就业或再创业，又可关心教育、健康等公共事业，还可重拾昔日爱好，如养鱼、种花、抚琴、跳舞等，或和同龄人一起聊天、旅游，打发休闲时光等。

帮助老年人继续加强和子女间的联系，增进两代人之间的相互理解，彼此给予对方适当的帮助。若是条件许可，可以鼓励空巢老人在子女家小住，以加深亲子交往，使亲子关系更融洽。即使不在一起，也可通过其他方式沟通情感，快乐生活。

（三）行为疗法

行为疗法是以减轻或改善患者的症状或不良行为为目标的一类心理治疗技术的总称。它具有针对性强、易操作、疗程短、见效快等特点，是一种非常实用的方法。常见的行为疗法技术有系统脱敏法、厌恶疗法、行为塑造法、代币疗法、暴露疗法、放松行为训练、生物反馈训练等。行为疗法可以帮助空巢老人摆脱孤独困境，走出家门，建立积极的社会支持系统。对老年人而言，有两三个老友相互交流、支持帮助是非常重要的。

实施时可为空巢老人布置不同难度的交往任务，以减轻或消除其孤独寂寞之感。布置任务时应注意，开始时的任务尽量简单，然后逐渐加强难度，引导老年人学会尊重他人的生活习惯，帮助他人，放下思想包袱，善于向他人求助。行为训练可以使空巢老人在助人和被帮助的活动中，变得开朗愉悦。

（四）婚姻疗法

所谓婚姻疗法，就是注重夫妻关系的和谐健康，彼此之间互相鼓励支持，共同面对生活中的喜怒哀乐。子女离家后，夫妻双方可做一些自己感兴趣的事情，将注意点转移到老伴身上，多关心老伴的生活，以填补子女离家后的情感空缺。如果是丧偶老人，在条件允许的情况下，可以考虑再婚，使自己情感得到寄托，生活得到陪伴与照料。

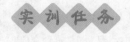

一、场地及设施要求

空旷教室，教室宽敞明亮、干净整洁，配有窗帘、可移动拼装桌椅和大屏幕等多媒体设备，以及胶带、白纸、画笔等实训课用品。

二、实训人员分组

根据项目情景，将全班学生分为几个小组，8~10人一组。选出小组长，负责领导团队完成项目目标。

三、项目（案例）呈现

1. 案例呈现

马老先生说，他的爱人5年前去世了，两个女儿也早已各自成家。"空巢老人的生活有多孤寂，没有经历过的人根本难以想象。每天自己买菜做饭，做好以后瞅着孤零零的一副碗筷，基本上就没有胃口了。身体不舒服时，两三天不出一趟门儿、不说一句话是常有的事儿。有一回我正在拖地，电话忽然响了。我猜是闺女打来的，就激动地去接，结果脚下一滑摔在地上，疼得骨头架子跟摔散了似的，半天站不起来……"

"最难熬的是夜晚，"马老先生说，"自从我老伴去世后，我就常常失眠，已经很久没有睡过一个好觉了。夜里静得简直可怕，连个说话的人都没有，一个人守着空荡荡的房子，翻来覆去睡不着觉，只能睁眼熬着，盼着时间一分一秒地快点溜走……""转眼又快过年了，我最怕过年这几天。孩子们来陪我的时间有限，短暂的热闹过后，孩子们一走就又恢复寂寞了。"马老先生说，"相信所有的空巢老人都有同感。14年前，大年三十晚上就发生过一件老人因为孤独上吊自杀的事，当时人们还编了两句顺口溜'三十放炮，孤老人上吊'。逢年过节对孤独的老人来说，可想而知是什么滋味了……"马老先生坦言，他也曾经动过自杀的念头。"尤其是老伴刚去世那年，我经常绝食，满脑子就想跟着去算了。结果让孩子们整天提心吊胆，不得不耽误工作来陪我。我心里很过意不去，非常矛盾，非常痛苦。"

2. 教师提出问题

在教师指导下，师生共同完成项目任务。教师引导学生了解案例情景，分析案例情景，结合案例材料，运用学过的知识，判断空巢老人的现实困难和心理状况，启发学生探讨问题：如何运用所学的内容对老年人进行心理护理？

3. 情景模拟

每个小组在负责人的领导下，进行情景模拟，运用所学的老年护理方法，解决案例中的问题，制定护理方案。

四、参考答案

1. 案例中空巢老人存在的现实困境和心理危机是什么

参考答案：案例中马老先生鳏居在家，无人照顾，生活不规律，不思饮食，失眠，孤独寂寞，情绪低落。

2. 讨论空巢老人的异常行为，找出他们行为背后的心理防御机制

参考答案：案例中的马老先生"每天自己买菜做饭，做好以后瞅着孤零零的一副碗筷，基本上就没有胃口了""身体不舒服时，两三天不出一趟门儿、不说一句话是常有的事儿"。他经常失眠，已经很久没有睡过一个好觉了，怕过节，也曾经动过自杀的念头。根据老年人常用的心理防御机制可知，马老先生异常行为背后的心理防御机制有压抑、退化等。

3. 针对空巢老人的具体情况，应该怎样对其进行心理护理？

参考答案：可侧重使用支持性心理疗法，改变马老先生的认知，丰富他的晚年生活；建立空巢老人心理联防网络和社会支持系统，鼓励子女常回家看看；社区、街坊邻居也应多关注空巢老人。

五、分组汇报

各小组分别写出汇报提纲，并进行优缺点分析和可行性分析。教师对各小组的汇报进行评价，鼓励学生从多个角度思考、分析和解决问题，注重方案的切实可行性。

项目三　老年心身疾病与心理护理

【知识目标】

◇ 掌握心身疾病的概念及特征、老年常见心身疾病的心理护理。
◇ 熟悉心身疾病、老年常见心身疾病的特点及影响因素。
◇ 了解心身疾病的范围、老年常见心身疾病的临床表现。

【能力目标】

◇ 能够运用放松疗法，使老年常见心身疾病患者减轻痛苦。
◇ 能够运用心理护理技术，根据患者的特点和不同需求制定合理的心理护理方案。

【素质目标】

◇ 回顾与老年心身疾病患者心理护理的实际经历，有意识地加强对老年心理护理知识重
　点部分的了解。
◇ 与小组分享学习经验，以团队协作的形式巩固老年心身疾病心理护理的知识和技能。

【思维导图】

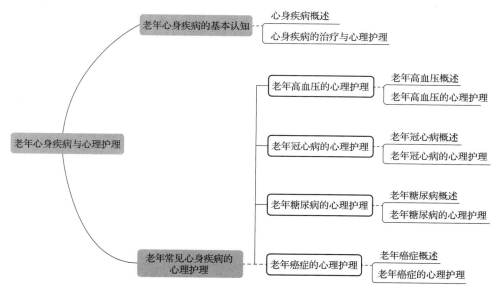

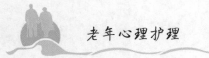

心身疾病是人在老年期最常见的一种疾病。心身疾病的发生、发展与转归都与心理社会因素有关。随着社会的发展、生活水平的提高及生活节奏的加快，心身疾病的总患病率也越来越高。这些疾病既然被称为心身疾病，单一地生理治疗，效果往往不甚理想，因此，本项目首先介绍心身疾病的基本知识，然后着重介绍老年人常见的心身疾病及其心理护理方法。依据常见的心身疾病的类型本项目分为两个任务：老年心身疾病的基本认知和老年常见心身疾病的心理护理（老年高血压的心理护理、老年冠心病的心理护理、老年糖尿病的心理护理、老年癌症的心理护理）。

任务一
老年心身疾病的基本认知

【知识目标】

◇ 掌握心身疾病的概念、心理护理方法。
◇ 熟悉心身疾病的特征、影响因素和诊断原则。
◇ 了解心身疾病的范围。

【能力目标】

◇ 通过学习心身疾病的基本知识，能够判断老年人是否患有心身疾病，能够对患有心身疾病的老年人选择可行的心理护理措施。

【素质目标】

◇ 通过学习老年心身疾病的特点，有意识地自我加强对老年人心身疾病知识的理解。
◇ 与小组分享学习经验，以团队协作的形式巩固心理护理技能。

【思维导图】

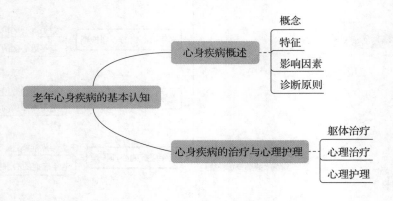

案例导入

　　王爷爷，60 岁，年轻的时候是某公司的经理，很有上进心，常常加班、在外应酬，对自己和下属要求严格，稍不顺心就发脾气。王爷爷一旦接到重大任务就急着解决，经常为了处理事务而忘记吃饭，因为加班在单位睡觉也是常有的事。

　　20 年前，有一次公司开会时，王爷爷突然腹痛，出冷汗，面色苍白，被同事送往医院，被诊断为胃溃疡引起的胃出血。王爷爷住院期间总急着要出院，病情稍微好转就坚决出院，觉得自己身体好没问题，出院后也不把自己的病当回事，胃痛时才吃药，至今，已经反反复复住院五六次。

　　一周前，老伴生病住院，子女工作忙，王爷爷在医院长时间陪伴老伴，因为着急老伴的病情常常睡不好觉，吃不好饭，再次胃出血住院。

　　你觉得王爷爷患病的主要原因是什么？怎么为他提供心理护理？

　　美国的一项研究发现，在一般临床患者中，约有 50% 的患者，其症状纯粹是心因性的和功能性的，或伴有大量心因性，这些常伴有不良心理社会因素，对其采用心身综合治疗具有良好效果。因此，与心身相关的患者疾病是临床各科存在的重要现实问题，必须引起我们的重视。

　　针对以上案例，你需要完成的任务是：

　　子任务一：了解老年心身疾病概述

　　子任务二：熟悉并掌握心身疾病的治疗与心理护理

子任务一　心身疾病概述

一、心身疾病的概念

　　心身疾病（Psychosomatic Disease）又称为心理生理疾病（Psycho-physiological Disease），有狭义和广义之分。狭义的心身疾病是指心理社会因素在疾病的发生、发展过程中起重要作用的躯体器质性疾病；广义的心身疾病包括心理社会因素在疾病的发生、发展过程中起重要作用的躯体器质性疾病及应激功能性障碍。本项目介绍的主要是狭义的心身疾病。国内门诊和住院病人中心身疾病患者约占三分之一。

提示

　　心身疾病并不是身心疾病。身心疾病是因为人的机体发生了生理改变而引发了个体心理、行为上的变化，如更年期综合征。

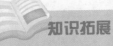知识拓展

心身疾病与心身反应和心身障碍鉴别

心身反应是指心理社会因素导致生理的变化，具有持续时间短、程度轻的特点，临床表现是围绕心理社会因素的。

心身障碍是指强烈持久的心理刺激引起的持续的生理活动紊乱，组织器官没有器质性的改变。

二、心身疾病的特征

相比其他疾病，心身疾病具有以下特征：

（1）心身疾病是一组躯体疾病，以躯体症状为主，有明确的病理改变。

（2）器质性病变主要发生在植物神经系统支配的系统和器官。

（3）疾病的发生发展与心理社会应激或情绪反应有关。

（4）个体生物和躯体因素是某些心身疾病的发病基础，心理社会因素往往起"扳机"作用。

（5）某种人格特质是疾病发生的易感因素。

（6）心身综合治疗比单用生物学治疗效果好，当我们处于心理压力状态时，我们的生理和心理变化如图3-1所示。

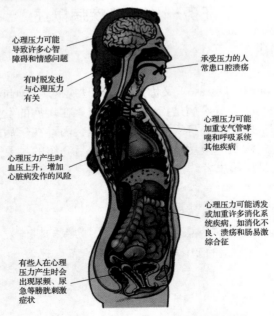

图3-1 产生心理压力时的生理和心理变化

"常生气对心脏产生明显的影响，这种影响有时甚至比吸烟、超重以及高胆固醇对心脏产生的损伤更可怕。"这句话是否有道理？

三、心身疾病的影响因素

（一）生物因素

影响心身疾病的生物因素见图 3-2。

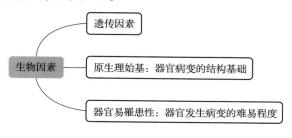

图 3-2　生物因素

知识拓展

（1）胃蛋白酶原增高为溃疡病的生理始基；
（2）高甘油三酯血症是冠心病的生理始基；
（3）高尿酸血症是痛风症的生理始基；
（4）高蛋白结合碘是甲状腺功能亢进的生理始基。

（二）心理因素

1. 心理应激

心理应激是个体在"察觉"环境刺激对机体有威胁或挑战时，通过整体心理和生理反应表现出来的多因素作用的适应过程。心理应激的过程模型见图 3-3。

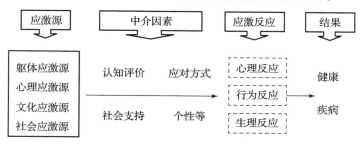

图 3-3　心理应激的过程模型

2. 心理特征

相关的研究表明，个体的心理特征易引发某种心身疾病。目前比较确定的有 A 型行为和 C 型行为。

A 型行为的个性特征容易引发冠心病，而 C 型行为的个性特征容易引发恶性肿瘤。A、C 型行为的典型行为见表 3-1。

表 3-1　A、C 型行为的典型行为

A 型行为	C 型行为
有雄心壮志，喜欢竞争，出人头地	压抑自己的情绪，过分忍让，回避矛盾
性情急躁，缺乏耐心，容易激动	怒而不发，好生闷气，内向
有时间紧迫感，行动匆忙，对人有敌意	不善于表达自己

3. 情绪和行为反应

情绪反应和行为反应是机体在遇到刺激时出现的一种适应性反应。表现为悲伤、失望、惊慌、焦虑、愤怒、憎恨、恐惧、抑郁等负性情绪或一系列逃避与回避、退化与依赖、敌对与攻击、无助自怜等行为，这些反应通过大脑多种功能调节植物神经、内分泌系统和免疫系统而影响心身疾病的发展、转化和康复。

（三）社会因素

社会因素是一个维度多层面的概念，包括多个方面，比如，政治、经济制度、生活、学习、工作环境等。

1967 年，美国华盛顿大学医学院霍尔姆斯（T. H. Holmes）和雷赫（R. H. Rahe）等对五千多人进行社会调查时，把人类社会生活中遭受到的生活危机（Life Crisis）归纳并划分等级，编制了社会再适应评定量表（Social Readjustment Rating Scale，SRRS），见表 3-2。

表 3-2　SRRS 量表

变化事件	生活变化单位（LCU）	变化事件	生活变化单位（LCU）
1. 配偶死亡	100	11. 家庭成员健康变化	44
2. 离婚	73	12. 妊娠	40
3. 夫妻分居	65	13. 性功能障碍	39
4. 坐牢	63	14. 增加新的家庭成员（出生、过继、老人迁入）	39
5. 亲密家庭成员丧亡	63	15. 业务上的再调整	39
6. 个人受伤或患病	53	16. 好友丧亡	38
7. 结婚	50	17. 经济状态的变化	37
8. 被解雇	47	18. 改行	36
9. 复婚	45	19. 夫妻多次吵架	35
10. 退休	45		

变化事件	生活变化单位（LCU）	变化事件	生活变化单位（LCU）
20. 中等负债	31	32. 迁居	20
21. 取消赎回抵押品	30	33. 转学	20
22. 所担负工作责任方面的变化	29	34. 消遣娱乐的变化	19
23. 子女离家	29	35. 宗教活动的变化（远多于或少于正常）	19
24. 姻亲纠纷	29	36. 社会活动的变化	18
25. 个人取得显著成就	28	37. 少量负债	17
26. 配偶参加或停止工作	26	38. 睡眠习惯变异	16
27. 入学或毕业	26	39. 生活在一起的家庭人数变化	15
28. 生活条件变化	25	40. 饮食习惯变异	15
29. 个人习惯的改变（衣着、习俗、交际等）	24	41. 休假	13
30. 与上级矛盾	23	42. 圣诞节	12
31. 工作时间或条件变化	20	43. 微小的违法行为（如违章穿马路）	11

该评定量表列出了43种生活事件，并以生活变化单位（Life Change Units，LCU）为指标加以评分。其中配偶死亡事件的心理刺激强度最高，为100 LCU，表示个体重新适应时需要付出的努力最大。该评定方法是将过去一年遭遇到的生活事件的生活变化单位值累计总和。一年中LCU累计为150~199为轻度生活变故，患病概率为33%；200~299为中等生活变故，患病概率为50%；300以上为重大生活变故，患病概率为86%。

四、心身疾病的诊断原则

（一）心身疾病的诊断要点

心身疾病的诊断要点体现在三个方面：
（1）有明确的器质性病理改变，或存在一定的躯体化障碍。
（2）躯体疾病的发生、发展与心理社会因素密切相关。
（3）排除神经症等心因性疾病和其他精神疾病，特别是癔症、疑病症、焦虑症等。

（二）心身疾病的诊断程序

1. 躯体诊断

诊断方法和原则与诊断学相同。

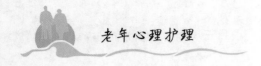

2. 心理诊断

心理诊断程序见图 3-4。

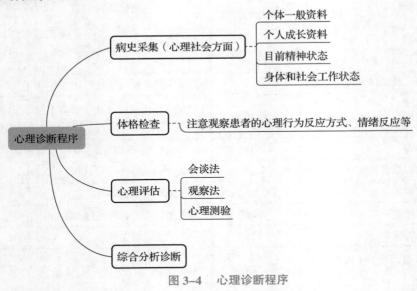

图 3-4 心理诊断程序

子任务二 心身疾病的治疗与心理护理

心身疾病是心理因素起重要作用的躯体器质性疾病，它既有躯体症状，还需要进行心理干预护理，心身疾病在治疗时的一个总的原则是心身同治。因此，对心身疾病的治疗应从以下三个方面进行。

一、躯体治疗

心身疾病躯体障碍的治疗需进行生物医学治疗，如高血压患者需服用一定的降压药，躯体治疗可以缓解或消除症状，减轻患者的痛苦，阻断躯体伤害性信息的反馈，有利于心理早日恢复健康。

另外，某些心身疾病患者存在严重的焦虑、抑郁，或躯体形式障碍等症状，此时，辅助药物治疗减少心理疾病造成的痛苦是十分必要的，比如，抗抑郁类三环类抗抑郁药等，抗焦虑类苯二氮卓类等。

二、心理治疗

心理治疗可以平息患者的情绪反应，缓解和消除患者的心身症状。可以采用的方法多种多样，根据患者的具体情况选择最适合的治疗方式。心理治疗不同于心理护理，需要具备专业资质的人来进行。各社区、养老机构可以和具备从事心理治疗资质的医院和机构联合进行心理治疗。

三、心理护理

（一）建立良好的关系

在心理护理工作中，护理人员的一言一行对患者的心理状态都有一定的影响，特别对老年患者要尊重，施以尊称，讲礼貌且具有同情心。主动了解患者的心理动态，和老年患者建立良好的关系，为下一步的心理护理奠定良好的基础。

（二）调节老年患者的情绪

帮助老年患者宣泄他们的消极情绪，以减轻心理压力所造成的紧张情绪，比如，可以采用音乐疗法，培养他们的积极情绪，这样有利于疾病的康复。同时，既可以预防疾病的复发，又可以让老年人保持愉悦的心情。

（三）满足老年患者的需要

马斯洛的需要层次理论告诉我们，个体有不同层次的需要，心理护理人员要善于观察患者的需求。比如，住院时要热情接待，给老年患者的第一印象应是细致周到，有耐心。心理护理人员要满足患者的安全需要，满足其希望受到关注的需要。对某些老年人的特殊生活习惯，只要无碍于疾病的康复和治疗，可以给予保持，满足他们被尊重的需要。

（四）提高个人价值观

在照顾和护理老年患者时，要经常主动地关心他们，和他们交谈，重视他们的意见和建议，鼓励他们参加力所能及的社会活动及娱乐活动，重视他们存在的价值。比如，当他们情绪不佳时，主动找他们谈过去的事迹及在事业上取得的成就，使他们振奋精神，这对疾病的康复会产生良好的效果。

（五）改变他们的认知

心理应激中介因素中认知起关键的作用，可以采用认知行为疗法改变他们对生活事件的不良认知，变非理性认知为合理认知，认知改变了，情绪反应也就随之发生改变，这更有利于疾病的康复。

（六）提高老年患者的应对能力

心理护理人员应帮助老年人活跃室内气氛，促进患者与患者之间的交流，帮助他们建立新的人际关系，劝其子女多探视和陪伴老年人，尽可能满足老年人的合理要求和期望，增加老年人可以获得的社会支持，提高他们面临问题时的应对能力，使他们尽早康复。

（七）加强心理健康教育

心理护理人员可以采用多种形式的宣教，反复耐心地向老年患者讲解心理健康教育的知识，结合他们的病情进行有针对性的宣教，给予启迪。比如，如何预防心身疾病的复发，引起疾病的因素等知识。宣传这些知识可以使其转变心境，积极参与治疗。

　　急性发病、躯体症状严重者应以什么治疗为主？什么治疗为辅？
　　以心理症状为主，辅以躯体症状的疾病以及以躯体症状为主但已呈慢性的心身疾病应怎样治疗？

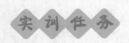

一、场地及设施要求

空旷教室，教室宽敞明亮、干净整洁，配有窗帘、可移动拼装桌椅和大屏幕等多媒体设备，以及胶带、白纸、画笔等实训课用品。

二、实训人员分组

运用抓数字或报数等分组方法把学生按实训项目要求分成多个小组。每组寻找团队负责人，负责领导自己小组完成项目目标。

三、项目（案例）呈现

1. 案例呈现

王爷爷，60 岁，年轻的时候是某公司的经理，很有上进心，常常加班、在外应酬，对自己和下属要求严格，稍不顺心就发脾气。王爷爷一旦接到重大任务就急着解决，经常为了处理事务而忘记吃饭，因为加班在单位睡觉也是常有的事。

20 年前，有一次公司开会时，王爷爷突然腹痛，出冷汗，面色苍白，被同事送往医院，被诊断为胃溃疡引起的胃出血。王爷爷住院期间总急着要出院，病情稍微好转就坚决出院，觉得自己身体好没问题，出院后也不把自己的病当回事，胃痛时才吃药，至今，已经反反复复住院五六次。

一周前，老伴生病住院，子女工作忙，王爷爷在医院长时间陪伴老伴，因为着急老伴的病情常常睡不好觉，吃不好饭，再次胃出血住院。

2. 教师提出问题

教师引导学生了解案例，根据所学的心身疾病的影响因素和诊断原则，分析案例中的具体情景，结合案例材料，启发学生探讨问题：你觉得王爷爷患病的主要原因是什么？怎么为他提供心理护理？

3. 情景模拟

每个小组在负责人的领导下，进行角色分配，运用所学的心理护理知识帮助王爷爷。

四、参考答案

1. 需求问题分析

结合老年人心身疾病概述中的概念和特征、诊断原则可以确定王爷爷的疾病属于心身疾病，再结合心身疾病的主要影响因素来确定病因，进一步选择恰当的心理护理措施。

2. 确定病因和心理护理措施

第一步，对王爷爷的诊断。王爷爷的主要表现为腹痛、出冷汗、面色苍白，并且临床检查确定王爷爷患有"胃溃疡"。引起王爷爷患病的心理社会因素：性格（对自己和他人要求严格，稍不顺心就发脾气）、生活方式（常常加班，经常不按时吃饭）等。综合上述原因，可以诊断王爷爷患的是心身疾病。

第二步，确定病因。不良情绪（焦虑），生活事件（离退休、老伴生病），社会支持少（子女忙、与同事接触少），不良生活习惯（不按时吃饭、不按时睡觉），生病不遵医嘱等。

第三步，确定心理护理措施。建立良好的关系，调节王爷爷的情绪，提高应对能力，加强心理健康教育。

五、分组汇报

各小组分别写出汇报提纲，并进行优缺点分析和可行性分析。教师对各小组的汇报进行评价，鼓励学生从多个角度思考、分析和解决问题，注重方案的切实可行性。

任务二
老年常见心身疾病的心理护理

【知识目标】

◇ 掌握老年常见心身疾病的概念、心理护理。

◇ 熟悉老年常见心身疾病的影响因素。

◇ 了解老年常见心身疾病的相关知识。

【能力目标】

◇ 通过学习老年常见心身疾病和心理护理知识，能够为老年人提供恰当的心理护理。

【素质目标】

◇ 通过学习老年常见心身疾病和心理护理知识，有意识地加强对老年人常见心身疾病知识的理解。

◇ 与小组分享学习经验，以团队协作的形式巩固老年常见心身疾病的心理护理技能。

【思维导图】

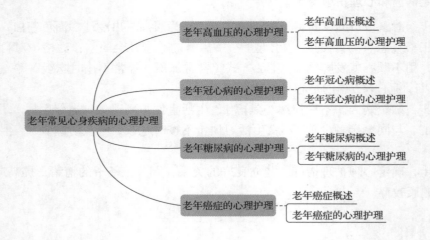

集例导入

　　李奶奶，65岁，老伴于两年前去世，天天闷在家里，总是莫名哭泣，性格较为内向，也没有特别要好的朋友。子女怕她一个人在家想不开，要接李奶奶一起住，但被李奶奶以不习惯和他们一起生活为由拒绝。李奶奶近半年感觉身体不适，女儿带她去医院检查，发现她患了癌症。

　　请问李奶奶为什么会患癌症？怎么对他进行心理护理？

针对以上案例，你需要完成的任务是：

子任务一：熟悉并掌握老年高血压的心理护理

子任务二：熟悉并掌握老年冠心病的心理护理

子任务三：熟悉并掌握老年糖尿病的心理护理

子任务四：熟悉并掌握老年癌症的心理护理

子任务一 老年高血压的心理护理

一、老年高血压概述

老年高血压是指年龄 ≥ 60 岁，血压值持续或非同日 3 次以上测量，收缩压 ≥ 140mmHg，和（或）舒张压 ≥ 90mmHg，且排除假性和继发性高血压者，该病分为两型：单纯收缩期高血压，收缩压 ≥ 140mmHg，舒张压 < 90mmHg；混合性高血压，收缩压 ≥ 140mmHg，舒张压 ≥ 90mmHg。

高血压的生理、心理和社会影响因素如下：

（一）生理因素

父母为高血压患者，则子女易患病；经常高钠盐饮食、长期饮酒、脂肪摄入过多等不良饮食习惯易导致高血压。超重与肥胖人群的患病率是正常人群的 3~5 倍。

（二）心理和社会因素

在应激源多的环境中生活和工作，长期慢性应激状态更易患原发性高血压。有报告显示，高血压患者具有趋向好斗、急躁易怒、好奇任性、要求过高过急、敌意等 A 型行为特点。研究发现，焦虑、紧张、愤怒等负性情绪常为高血压的诱发因素。还有研究认为，焦虑情绪反应和心理矛盾的压抑，即抑制性敌意是高血压发病的重要心理原因。

二、老年高血压的心理护理

药物治疗中、重型高血压患者是临床最常用的方法，但由于高血压病因的多元性，单一生物学治疗往往受限。目前，高血压病的防治综合护理效果较好。

（一）松弛训练

松弛训练是目前治疗高血压比较常用的一种行为治疗方法。尽管各种松弛训练的含义和模式各不相同，但松弛训练的疗效已被近年来的临床和实验结果所证实。Norton 等人于 1982 年提出，松弛训练后体内多巴胺 β 羟化酶活性下降。一部分患者的肾素 – 血管紧张素 – 醛固酮系统作用减弱，亦即使患者的交感紧张减弱，从而使血压下降。具体松弛训练的方法参见常用的老年心理治疗技术。心理护理人员可以教会老年人简易的松弛训练方法。

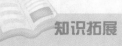 知识拓展

简易松弛训练

（1）安静的环境，舒适的姿势。

（2）闭目养神。

（3）尽量放松全身肌肉，从脚开始逐渐进行到面部，直至完全放松。

（4）用鼻呼吸，并能意识到自己的呼吸。当呼气时默诵1……吸气时默诵2……

（5）持续20分钟，可以睁开眼睛核对时间，但不能用报时器。结束时首先闭眼，而后睁开眼睛，安静地坐几分钟。

（6）不要担心是否成功地达到深度的松弛，耐心地维持被动心态。让松弛按自己的步调出现。每天1~2次，不要在饭后1小时内进行，消化过程可能会干扰预期效果。

（二）借助生物反馈治疗仪，直接控制血压

利用现代生物学仪器，通过人体生理或病理信息的自身反馈，使患者经过特殊训练后能够有意识地用"意念"控制、消除病理反应，恢复健康。此疗法不仅能使患者血压下降，而且可以达到不用药物就能长期保持降压的效果。图3-5是一种肌电生物反馈治疗仪。

在利用生物反馈治疗仪训练前，要先了解病情，选择安静、舒适的环境，使患者做好心理准备，增加他们的信心，告知注意事项，熟悉仪器和常规操作。

其训练步骤如下：

（1）局部清洁。（75%的酒精）

（2）固定电极。（于电极的金属面涂抹导电胶）

（3）连接电极于仪器。

（4）测定肌电基线。

（5）教会患者训练方法。

图3-5 肌电生物反馈治疗仪

（三）多沟通交流，维持良好心态

免疫学指出，良好的心境使机体免疫功能处于最佳状态，对抵抗病毒等至关重要，良好的心态可以帮助我们抵抗不利因素的影响。心理护理人员可以采用倾听、提问、共情等多种咨询技术与患者进行交流，鼓励患者把自己的担心说出来，耐心倾听，了解患者的心理状况，解决影响患者心理的问题，稳定其情绪，使患者保持良好的心境，只有取得患者的配合治疗才会收到更好的疗效。

（四）合理情绪疗法

高血压患者对人对己要求严格、求全责备甚至容易钻牛角尖，也许一件事在别人眼中

是一件小事，但他们就会很生气。同样的事情，他们也比别人生气的时间长。合理情绪疗法主要是通过改变非理性思维、信念和行为的方法来改变不良认知，达到消除不良情绪和行为的心理治疗方法（详见常用的老年心理治疗技术）。因此，高血压患者要慢慢改变自己不良的认知评价，减少心理应激事件的"觉察"，以新的认知对待周围发生的事情。

（五）心理支持疗法

疾病对人是一种威胁或危害，患者往往会有不安全感，这容易造成患者焦虑、疑虑和恐惧等不良情绪。心理护理人员可以采用心理支持疗法给患者提供可以依靠的"支持"来应付心理上的难关。心理护理人员要多鼓励和指导他们认识当前面临的问题，使他们发挥自己最大的潜在能力和自身的优势，使他们善于利用各种"资源"缓解压力，调节不良情绪。除此之外，还应提醒患者家属多与患者进行交流沟通，通过亲情关怀等方式降低患者的心理压力，缓解患者的负性情绪。

子任务二 老年冠心病的心理护理

一、老年冠心病概述

冠心病是冠状动脉硬化性心脏病的简称，由于冠状动脉功能性改变或器质性病变引起的冠脉血流和心肌需求之间不平衡而导致的心肌损害，是当今严重危害人类健康的内科心身疾病之一。

冠心病的生理、心理和社会影响因素如下。

（一）生理因素

父母为冠心病患者，子女易患病；患者人数男性多于女性，比例约为 2.5∶1。其他如高血压、高血脂、高血糖、高年龄、超重也易引发冠心病。

（二）心理社会因素

社会生活中的应激因素如亲人死亡、环境变化等常被认为是冠心病的重要病因之一。M. Friedman 等人于 1959 年把人的行为特征分为 A、B 两型。A 型行为类型（Type A Behavior Pattern，TABP) 的特点是好胜心强、雄心勃勃、努力工作而又急躁易怒，即具有时间紧迫感（Time-urgency) 和竞争敌对倾向（Competition and Hostility) 等特征。与之相对应的是 B 型行为类型（Type B Behavior Pattern，TBBP），表现为按部就班、不争强好胜、从容不迫、享受生活等行为特征。Friedman 指出，A 型行为类型者容易发生冠心病，且与冠心病病情加剧有关。

A 型行为类型不是冠心病发病后出现的行为改变，而是冠心病的一种危险因素。故有人将 A 型行为类型称为"冠心病人格"（Coronary-prone Individuals)。冠心病的行为危险因素还包括吸烟、缺乏运动、过食与肥胖，以及对社会压力的适应不良等。它们往往是在特定社会环境和心理环境条件下形成的。

二、老年冠心病的心理护理

冠心病是致死率最高的疾病之一，严重威胁着人们的心身健康，近年来，国内外在重视心理社会因素致病研究之外，也非常重视行为治疗的研究。改变人们的行为方式对冠心病的预防和治疗也起到了一定的作用。根据国内外的临床经验，冠心病在药物治疗的同时配合心理护理，可以提高和巩固治疗效果。

知识拓展

Friendman（1982 年）曾对患有心肌梗死的 1 035 例患者随诊了一年，并在部分患者中进行心理干预，结果发现接受心理干预组并发症发生率为 2.9%~4.2%，死亡率为 0.9%~1.8%，而未接受心理干预组则为 8.9% 与 4.8%，两组差异显著。

（一）认知疗法，矫正 A 型行为

可以采用认知重建的方法，在患者认识冠心病及 A 型行为的基础上，进一步帮助患者在自我意识、理想、信念、态度、目的等方面做出再评价和进行自我矫正，以便从根本上消除产生 A 型行为的心理基础。另外松弛训练（要求将松弛反应泛化到日常生活中）、生物反馈治疗以及想象疗法、书画练习、音乐欣赏等对矫正 A 型行为都有帮助。

如何判断自己的个性特征是否为 A 型，其判断方法见表 3-3。当然也可以使用专业的心理评估量表——《A 型行为类型评定量表》。

表 3-3　A 型行为判断

指导语：以下题目按照从左到右划分为 8 个等级，请选出日常生活中符合您的分值。

题目	分值							
对约会很随便——从不迟到	1	2	3	4	5	6	7	8
竞争性不强——竞争性很强	1	2	3	4	5	6	7	8
从不赶时间——总是赶时间	1	2	3	4	5	6	7	8
每次只做一件事——一次做几件事	1	2	3	4	5	6	7	8
做事慢——动作快	1	2	3	4	5	6	7	8
能表达情绪——压抑情绪	1	2	3	4	5	6	7	8
兴趣广泛——很少兴趣	1	2	3	4	5	6	7	8

计分标准：

将 7 题的得分相加，再乘以 3。

120 分以上，您是极度的 A 型性格，十分有需要爱护您的心脏，关心您的家庭生活！

106~119 分，您是 A 型性格，没有极端，但也请您小心！

100~105 分，倾向 A 型性格，未完全"发病"，要及时改正！

90~99 分，您是 B 型性格，恭喜身、心、工作、家庭都健康！

90 分以下，极度 B 型性格，请保持一定的动力，生活才有意义。

知识拓展

有 A 型行为倾向的老年人不妨从以下几个方面优化自己的性格：

（1）确定自己的生活目标，集中力量做事情。

（2）放弃不切实际的过高的欲望。

（3）养成以质量去考察一切的习惯。

（4）养成宽容的态度，不要为区区小事而动火。

（5）要尽可能避免与使你烦恼的人接触。

（6）要养成听别人说话的习惯，中途不要打断别人的话。

（7）加强艺术修养，听音乐、听戏，培养鉴赏艺术的习惯和能力。

（8）每周到公园或其他游乐场所去一次。

（9）乐于交往，要有知心朋友。

（10）在时间安排上要留有余地，以免临时有急事措手不及，焦躁不安。

（11）顺其自然。对事情顺其自然，该怎么办就怎么办，做过的事不再想它。

（二）心理支持疗法，增加社会支持

心理护理人员要善用自己与患者所建立的良好关系，利用治疗者的权威、专业知识，来关怀、支持患者，帮助他们走出心理困境，与此同时，也要指导患者学会获得社会支持，提高心理健康水平。社会支持包括来自同事、朋友、家庭成员的关心、帮助和监督，这对鼓励和维持老年患者矫正 A 型行为有独特的意义。社会支持能够给患者提供积极的反馈，有利于老年患者 A 型行为的矫治顺利进行。同时，心理护理人员要鼓励老年患者合理参加老年团体活动，比如组织老年患者参与既能强健体质又能养成乐观生活态度的文娱团体，让他们在团体活动中减少焦虑，获得更多的支持。心理护理人员要多向患者家属说明不良情绪对疾病的影响，让患者家属多安慰、支持患者，让他们时刻能感受到来自家人的关心，以此来减轻患者的负性情绪，树立战胜疾病的信心。

（三）进行心理开导、疏通

大部分冠心病患者对疾病的严重程度不甚了解，有的过于重视，有的不予理睬，有些患者病后一蹶不振，忧心忡忡，思想负担过重，一旦外界给予不良刺激，就会引起心绞痛的发作。心理护理人员对老年患者应循循诱导，进行一些必要的讲解，尤其对疾病的发生、发作及预防做出合情合理的讲解，解除患者的思想负担，做到疏之有情，导之有理，使患者心悦诚服，安心养病。心理护理人员也可以组织心理健康讲座，讲解缓解情绪的方法和步骤，减少老年患者的焦虑、抑郁情绪，提高老年患者的心理健康水平。

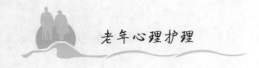

（四）放松训练，缓解紧张

有的患者将自己的病情看得过于严重，精神长期处于紧张状态，这样往往会诱发心绞痛，不利于疾病的康复。心理护理人员应以热情饱满的态度迎接患者入院，通过介绍医院环境等方法消除患者对环境的陌生感，同时，采用示范、说服、暗示等方法松弛患者的紧张情况，增加抗病信心。教会患者松弛训练（详见常用的老年心理治疗技术），每天练习，直到可以较好地控制自己，保持情绪稳定。

（五）音乐疗法

听音乐时大脑会释放更多的多巴胺，而多巴胺是一种让感觉愉悦的大脑化学物质。音乐可以分散注意力，让人忘掉烦恼和负面刺激，将注意力集中到令人愉悦和鼓舞的事情上，音乐也可以改善人的心情，使人远离压抑和焦虑，减少对疼痛的感知。心理护理人员预先要分析患者的生活态度、性格、生活方式与习惯、情感变化，评估音乐疗法是否适用并选择适合的音乐。同时，可以在患者的病房内，摆放绿植，配合音乐疗法可以更好转移患者的注意力，疏解心结。

子任务三　老年糖尿病的心理护理

一、老年糖尿病概述

糖尿病是一种常见的由于胰岛素缺乏或相对不足而引起的全身内分泌代谢性疾病，分为原发性和继发性两类。原发性糖尿病占绝大多数，患者主要表现为多尿、多饮、多食和体重减少的"三多一少"症状。该病多见于中老年人，患病率随年龄而增长，45岁以后患病率明显上升。地域差幅较大，一般城市高于农村，男女发病率相近。

糖尿病的生理、心理和社会影响因素如下。

（一）生理因素

糖尿病的家庭遗传高达8.7%，年龄增长、肥胖、高血压与血脂异常等都易引起糖尿病。

（二）心理和社会因素

糖尿病的发生与应激性生活事件有一定关系，急性应激可使正常人在饱餐后血糖反应峰值延迟。地震、重大火灾后，糖尿病的发病率较灾前明显增加。一些患者由于遭遇突发事件，病情在一夜之间迅速加剧，甚至出现严重的并发症。糖尿病的发生与情绪也有密切关系，不良的情绪对糖尿病患者的代谢控制和病情转归产生消极的影响。吸烟、能量摄入过多、缺乏运动等不良生活方式也是引起糖尿病的影响因素。

二、老年糖尿病的心理护理

（一）开展心理健康教育

心理健康教育可以促进人们形成良好的环境适应能力，提高人们的积极心理体验和行为模式水平。目前，糖尿病尚不能根治，治疗是终身性的。但绝大多数患者能够获得较好的控制，可以和正常人一样生活、工作，一旦确认为糖尿病，就应树立长期与疾病做斗争的决心。心理护理人员首先要让患者意识到心理因素对治疗糖尿病的积极作用，改变他们对糖尿病的认识是糖尿病心理调控的关键，可通过与老年患者交流及广播、电视、报纸、杂志、书籍等多种途径进行心理健康教育，帮助他们获得有关知识，也可组织集体学术活动，如糖尿病教育学习班、心理健康讲座等，讲解糖尿病基础知识，普及心理学内容，提高他们的应对能力。鼓励患者平时多参加一些社交活动及进行适量的运动锻炼，以乐观积极的态度对待疾病和生活，学会自我调适。

提示

正确对待糖尿病要反对两种不良心理倾向：
（1）对糖尿病满不在乎。
（2）过分担心。

（二）心理支持疗法

糖尿病是一种终身性疾病，患者容易产生自暴自弃的心理。心理护理人员可以通过倾听、解释、鼓励、指导和改善环境等方式对患者实施心理治疗，帮助他们获得信心。心理护理人员要多向他们讲解有关糖尿病的知识，让患者了解只要坚持综合治疗，就可以和正常人一样长寿。要让他们意识到，对疾病过分担心或终日焦虑不安，都可能会加重病情，只有患者有战胜疾病的信心，才能战胜病情。

糖尿病需要终身治疗，而且饮食、起居、情绪、运动每方面都与糖尿病相关，这要求整个家庭的配合。心理护理人员要多和患者家属沟通，让他们理解并支持老年患者，帮助老年患者做好饮食控制、体育锻炼和疾病监测。当老年患者出现不良情绪，家人要多进行劝解，开导他们，为他们提供一个亲密和谐的家庭环境。

（三）行为塑造疗法

糖尿病的治疗对患者的生活会产生一定的影响，他们不得不改变以往的生活习惯和行为方式，比如，喜食甜食的老年人必须改变自己的饮食习惯等。饮食和运动控制需要付出极大的毅力，这些每时每刻都需要坚持的行为会成为患者的负担，所以患者很难坚持。行为塑造疗法是采用逐步升级的行为作业，并在患者出现或完成期望的动作时，给予奖励等积极强化，以增加出现期望行为次数的治疗方法。不断强化目标行为的一系列连续趋近行为，让个体逐渐学习一个新行为，直到学会目标行为。以学会血糖监测行为为例，第一，制定目标：学会血糖监测；第二，和患者沟通，了解其已经出现过的接近行为；第三，和患者一起制定合理的塑造步骤；第四，如果患者出现血糖监测行为，就马上进行奖励，强化该行为，直至目标实现。同时，可以使用行为塑造方法来改变患者的饮食习惯和其他一些不利于糖尿病治疗的行为，建立良好的生活方式。

知识拓展

1. 糖尿病患者良好的生活方式

（1）丰富文化生活，如听音乐，参加舞会，参加老年人俱乐部等。

（2）要保证足够的睡眠，劳逸结合。

（3）加强运动锻炼。许多研究表明，运动可降低发生糖尿病的概率，有利于控制血糖，并降低糖化血红蛋白水平。

（4）注意调整饮食结构，减少高脂肪、高糖饮食，不吸烟、不喝酒。

2. 糖尿病患者的饮食技巧

（1）吃蔬菜，多吃带叶的绿叶菜。

（2）尽量不吃油炸食物或过油的食物。

（3）做菜能不勾芡就不勾芡。

（4）主食粗细搭配。

（5）用西红柿、黄瓜来代替水果。

（6）喝汤时去掉上面的油。

（7）一周吃 1 次至 2 次鱼。

（8）糖尿病患者日常补硒可以多吃一些富含硒的食物，如鱼、香菇、芝麻、芥菜等。

子任务四　老年癌症的心理护理

一、老年癌症概述

癌症是可影响身体任何部位的多种疾病的通称。癌症是由于肌体内某种体细胞失去正常的调节控制，不断增殖，同时有不同程度的分化障碍，并常侵犯邻近组织或转移到远离部位而导致的。

癌症的发病机制尚不清晰，但许多研究表明，除了化学性、物理性、生物性等致病因素，心理社会因素在疾病的发生、发展和预后过程中都起着一定的作用。

（一）化学、物理和生物因素

化学、物理、生物因素，包括遗传因素、种族因素、性别与年龄、激素等都与癌症的发生有关。

（二）心理社会因素

国内外不少研究发现，癌症患者发病前的生活事件发生率较高，其中尤以家庭不幸等方面的事件如丧偶、近亲死亡、离婚等为显著。有学者认为癌症易感者的人格特征主要是内向、不善于与人交往；也有学者认为，过分谨慎、忍让、追求完美、情绪不稳定而又不善于疏泄负性情绪等，往往使个体在同样的生活环境中更容易"遭遇"生活事件，在相似的不幸事件中也容易产生更多的失望、悲伤、忧郁等情绪体验，这样的个性特征容易患癌症。目前普遍认可的癌症患者的核心性格特征是不善于表达自己，高度顺从社会，过分压制自己的负性情绪等。学者们把这样的行为模式称为 C 型行为模式，因此 C 型行为模式又被称为"癌症人格"。国内学者高北陵调查发现，癌症患者在病情大部分时间有负性情绪倾向，以抑郁多见，焦虑次之；国外学者研究发现，乳腺癌患者抑郁程度较正常女性显著偏高。这些研究提示负性情绪对癌症发病影响巨大。吸烟、酗酒、高脂高糖饮食、缺乏运动等都增加了患癌症的风险。

二、老年癌症的心理护理

（一）建立良好关系

良好关系的建立是心理护理成功的关键。与患者建立良好的关系，增强患者的信任感，使他们抱有希望是一种具有科学性和艺术性双重意义的治疗方法。增强患者对心理护理人员的信任感，从而对治疗产生希望，也是减缓患者痛苦的重要条件。心理护理人员热忱关怀并尊重患者，耐心倾听患者的心声，细心地做好解释工作，逐渐使患者真正理解问题，使患者对心理护理人员产生信任感，积极配合治疗。

大多数学者以及世界卫生组织都主张在恰当的时机给癌症患者提供诊断和治疗计划的真实信息。这样一方面有利于患者了解自己的病情，接受患癌的事实，及时适应患者角色，积极主动配合治疗；另一方面有利于良好医患关系的建立，纠正患者对癌症的错误认识，帮助患者增强治愈疾病的信心。

老年心理护理

在向患者告知诊断结果时，要注意：

（1）要取得患者家属的同意。

（2）要区分对象并注意方式、方法。

（3）要采取有针对性的心理干预措施。

（二）一般性的心理护理

一般性的心理护理可以支持和加强患者的防御机能，减少患者的焦虑和不安，增强患者的安全感和自信心。常用的有解释、安慰、暗示等方法。

患者凡有不懂的事情，心理护理人员要热情并且耐心地给他们解释说明，使他们能以最好的心态接受治疗，尤其是对不愿接受治疗的老年人，需要耐心和细心向老年患者说明，让他们明白只有通过积极的治疗，才可以使病情得到缓解。

在治疗效果不明显时，有些老年患者会出现不好的情绪，心理护理人员要及时给予鼓励和安慰。鼓励和安慰时要诚恳热情，并针对病情进行鼓励，重点在于帮助患者消除心理上的障碍，增强他们的信心。

心理护理人员的言谈举止都可产生暗示作用，在与老年癌症患者交流时，可通过医院舒适的就医环境、优质的服务等给予其积极的心理暗示。

（三）认知疗法

很多老年患者一旦得知自己身患癌症，就会认为这是不治之症，产生悲观失望的情绪，不配合治疗。认知疗法可以让患者充分剖析自己，重建适应能力，改变自我。心理护理人员通过认知疗法让患者充分了解癌症的诱发因素，包括不良生活习惯、病前性格、情绪及生活事件等，改变他们之前对癌症的错误认知，让患者意识到改变自己有利于疾病治疗，从而树立战胜疾病的信心。心理护理人员帮助患者树立战胜疾病的信心可以从以下方面进行：

（1）癌症是一种具有严重危害性的疾病，但"癌症不等于死亡"，它是可以被攻克的。

（2）人体内的免疫机制是癌症的"克星"，积极的情绪和心态有助于增强免疫力。

（3）目前抗癌治疗已取得很大进展，正确的治疗可取得良好的效果。

知识拓展

不少学者发现，具有以下心理行为特点的癌症患者，平均生存期明显延长：

（1）始终抱有希望和信心。

（2）能及时表达或宣泄自己的负性情绪。

（3）能积极参加有意义的和有快乐感的活动。

（4）能与周围人保持密切联系，取得较广泛的社会支持。

（四）支持疗法

国内学者的研究表明，癌症患者获得的社会支持状况与心理健康状况有密切的关系，社会支持能有效降低应激反应的严重程度。评估患者的社会支持系统，调动患者的亲属、同学、同事等支持、理解、关心患者，同时协助家庭社会给予患者更多的心理支持。家庭支持能促进家庭成员之间的沟通和互动，提高家庭成员之间的亲密度，增强患者应对疾病的信心。心理护理人员也要多与患者进行沟通，倾听他们的心声，组织丰富多彩的活动，鼓励他们参与，多方面提供社会支持。建立家人、同事、同学、抗癌小组等社会支持，通过人际互动，可使患者调整自己的情绪和行为，改善不良情绪、不良思维方式和不良行为。

知识拓展

研究表明：亲人的"存在"对病人来说是非常重要的，缺乏家庭成员支持的患者往往难以适应患癌症的事实，而支持型的家庭环境可增加癌症患者的抗病能力。此外，从医生和其他癌症患者那里得到的信息最重要，而从家人那里得来的信息却无效。

（五）示范疗法

老年人一旦得了癌症后，容易产生强烈的恐惧、悲观等负面情绪，甚至进入绝望的境地。示范疗法可以让老年患者观看榜样的示范行为，进而放弃自己的不适应行为。心理护理人员可以选择生活中的癌症康复患者作为示范模型，让他们与患者进行面对面地交流，心理护理人员在一旁对示范者的行为加以关注和赞赏，引导老年患者观察、模仿示范者的行为，当老年患者出现与示范者相似的行为表现时及时进行反馈，强化他们的行为。与此同时，心理护理人员也可以配合使用录像或电影人物这种具有象征意义的模型，在老年患者观看时，心理护理人员给予解释、提示，引导他们模仿。示范疗法可以有效改善老年患者的消极情绪，激发他们的康复信念和求生欲望，提高患者的遵医行为。

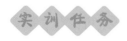 **实 训 任 务**

一、场地及设施要求

空旷教室，教室宽敞明亮、干净整洁，配有窗帘、可移动拼装桌椅和大屏幕等多媒体设备，以及胶带、白纸、画笔等实训课用品。

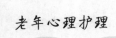

二、实训人员分组

运用发扑克牌或发数字卡等分组方法把学生按实训项目要求分成多个小组。每组寻找团队负责人，负责领导自己小组完成项目目标。

三、项目（案例）呈现

1. 案例呈现

李奶奶，65 岁，老伴于两年前去世，天天闷在家里，总是莫名哭泣，性格较为内向，也没有特别要好的朋友。子女怕她一个人在家想不开，要接李奶奶一起住，但被李奶奶以不习惯和他们一起生活为由拒绝。李奶奶近半年感觉身体不适，女儿带她去医院检查，发现她患了癌症。

2. 教师提出问题

教师引导学生了解案例，根据所学的老年人癌症和心理护理知识，分析案例中的具体情景，结合案例材料，启发学生探讨问题：请问李奶奶为什么会患癌症？怎么为她进行心理护理？

3. 情景模拟

每个小组在负责人的领导下，进行角色分配，运用所学的心理护理知识帮助李奶奶。

四、参考答案

1. 需求问题分析

结合案例可以发现李奶奶患癌的可能因素，进一步选择恰当的心理护理措施。

2. 分析病因，选择心理护理措施

第一步，分析李奶奶的病因。性格（闷在家里，较为内向，可能是 C 型人格）、生活事件（老伴去世）、负性情绪（总是莫名哭泣）、社会支持少（自己一个人住，也没有好朋友）等心理社会因素，可能是引起李奶奶患癌的原因。

第二步，心理护理措施。首先，审慎告知李奶奶诊断结果；与李奶奶建立良好关系，让她对心理护理人员产生信任感。然后，采用支持性心理治疗、松弛训练、音乐疗法等缓解其消极情绪；鼓励李奶奶参与社会活动，增加社会支持，尤其是其女儿要多陪伴李奶奶；最后，通过示范疗法等方法帮助李奶奶树立战胜疾病的信心。

五、分组汇报

各小组分别写出汇报提纲，并进行优缺点分析和可行性分析。教师对各小组的汇报进行评价，鼓励学生从多个角度思考、分析和解决问题，注重方案的切实可行性。

项目四 老年人认知与情绪问题及护理

随着人们生活水平的提高及生活节奏的加快，心理健康日益受到关注。《健康中国行动（2019—2030年）》指出，加强心理健康促进，有助于改善公众心理健康水平，提高公众幸福感。因此，关注老年人认知与情绪问题意义重大。心理护理人员关注老年人认知和情绪问题，可以提高对老年人进行心理护理的能力。

老年人的心理问题与心身全面老化有关。社会形势的发展、家庭结构的变迁以及人际关系的改变，也常常会引发老年人出现抑郁、老年谵妄、孤独、恐见多疑等心理问题，这些心理问题对老年人的心身健康破坏程度极大。只有科学地认识老年人的心理问题，采取科学的护理技术对其进行照护，才能更大程度地维护老年群体的心理健康，提高老年人的生活质量。因此，本项目根据老年人常见的突出心理问题分为四个任务：老年人焦虑障碍区辨识别及心理护理、老年人抑郁障碍与护理、阿尔茨海默病及其护理、老年谵妄及其护理，分别进行学习探讨，以便更有针对性地提高老年心理护理服务质量。

任务一 老年人焦虑障碍区辨识别及心理护理

【知识目标】

◇ 掌握老年人焦虑障碍的预防和缓解措施等技能知识。
◇ 熟悉老年人焦虑障碍的特点及产生原因。
◇ 了解老年人焦虑障碍的概念及危害。

【能力目标】

◇ 通过学习老年人护理理论和心理护理技能练习，能够准确了解老年人的心理特点，做到依据老年人的护理理论和心理特点，准确指导老年人的认知与情绪问题。

老年心理护理

【素质目标】

◇ 通过学习老年人护理理论及认知情绪特点，有意识地自我加强对老年人认知与情绪问题的理解。

◇ 与小组分享学习经验，以团队协作的形式巩固老年人认知与情绪相关的知识和技能。

【思维导图】

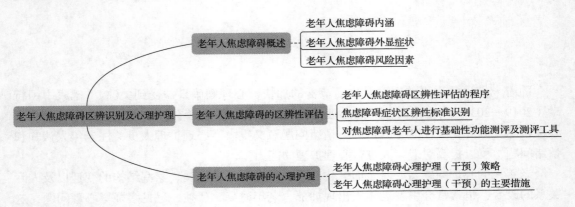

老年人焦虑障碍区辨识别及心理护理

- 老年人焦虑障碍概述
  - 老年人焦虑障碍内涵
  - 老年人焦虑障碍外显症状
  - 老年人焦虑障碍风险因素
- 老年人焦虑障碍的区辨性评估
  - 老年人焦虑障碍区辨性评估的程序
  - 焦虑障碍症状区辨性标准识别
  - 对焦虑障碍老年人进行基础性功能测评及测评工具
- 老年人焦虑障碍的心理护理
  - 老年人焦虑障碍心理护理（干预）策略
  - 老年人焦虑障碍心理护理（干预）的主要措施

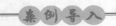

案例导入

兰阿姨，丧偶，71 岁，和儿子一起生活。儿子 38 岁，离异，有一女（小美），两年前又结婚。兰阿姨为了儿子的家庭幸福，平时尽量不干预儿子的家庭生活，但兰阿姨发现，新儿媳总是忽略小美，对小美的生活不管不问，兰阿姨常常担心如果自己不在了，小美该怎么办。兰阿姨最近大半年，常常感到紧张、不安，胃口也不好了。她怕别人笑话，也不经常出门，见到陌生人就感到害怕、手脚发麻、浑身颤抖，还心慌、透不过气来，并伴有头疼、心跳加速、头晕等症状。兰阿姨去医院检查，医生给开了一些药，吃了一段时间后，头晕、头疼等症状好了一些，但药一停，又出现了以前的症状。兰阿姨感觉很痛苦，觉得自己得了绝症。

针对以上案例，你需要完成的任务是：

子任务一：熟悉并掌握老年老年人焦虑障碍概述

子任务二：熟悉并掌握老年人焦虑障碍的区辨性评估

子任务三：熟悉并掌握老年人焦虑障碍的心理护理

子任务一　老年人焦虑障碍概述

一、老年人焦虑障碍内涵

焦虑障碍是指个体在面临不够明确的、模糊的或即将出现的威胁或危险时，由于达不到目标或不能克服障碍的威胁，使自尊心和自信心受挫，或使失败感、内疚感增加，所形成的一种紧张不安且带有恐惧性的情绪状态。通常表现为突发的过分紧张、坐立不安、心神不定、胸闷、呼吸短促、出汗、心慌、恐惧、乏力等，害怕或担心日常生活事件或活动，明知无意义但无法摆脱，为此苦恼，常伴有情绪低落与睡眠障碍等问题。

焦虑障碍有广泛性焦虑障碍（GAD 或慢性持续焦虑障碍）和惊恐焦虑症（PD 或急性发作焦虑障碍）两种形式，如图 4-1 所示。

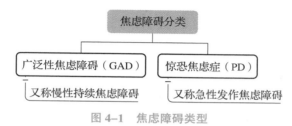

图 4-1　焦虑障碍类型

（一）广泛性焦虑障碍（GAD）

广泛性焦虑障碍又称慢性持续焦虑障碍，它通常表现为持续时间长、作用范围广，常起病缓慢。患广泛性焦虑障碍的老年人通常表现为过度的紧张和忧虑，他们担心自己的身体健康、工作、家人、收入，即使目前生活中还没有遇到这些问题，他们也担心将来会遇到。这种强烈的忧虑还伴有坐立不安、肌肉紧张、呼吸困难等身体症状。除了身体症状，患有广泛性焦虑障碍的老年人情绪易激惹、激动，社会交往功能明显退化。

广泛性焦虑障碍标准如图 4-2 所示。

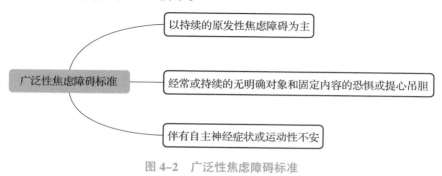

图 4-2　广泛性焦虑障碍标准

（1）以持续的原发性焦虑障碍为主。

（2）经常或持续的无明确对象和固定内容的恐惧或提心吊胆。

（3）伴有自主神经症状或运动性不安。

严重标准：社会功能受损，老年人因难以忍受又无法解脱而感到痛苦。

病程标准：符合症状标准且持续至少6个月。

（二）惊恐焦虑症（PD）

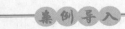

李婆婆，68岁，平时跟老伴一起生活，但自从去年老伴去世后，李婆婆经常会突然感觉头昏、心脏剧烈跳动、出虚汗，有时甚至还会感觉要窒息，发病时手还会麻木。

案例中的李婆婆是惊恐焦虑症，其特点是在没有任何征兆的情况下，突然出现头昏、出虚汗、心脏跳动快等症状，甚至还有麻木感和窒息感。

惊恐焦虑症，又称急性发作焦虑障碍。惊恐焦虑症区辨标准，如图4-3所示。

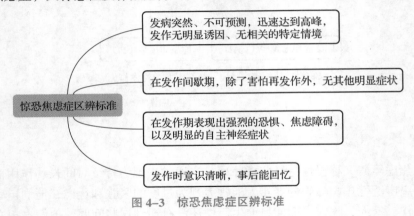

图4-3　惊恐焦虑症区辨标准

二、老年人焦虑障碍外显症状

老年人焦虑障碍外显症状如图4-4所示。

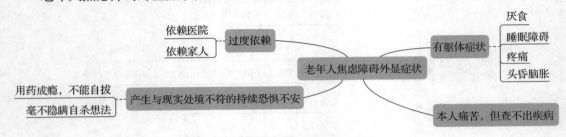

图4-4　老年人焦虑障碍外显症状

老年人焦虑障碍往往表现为心烦意乱、注意力不集中、焦虑紧张、脾气暴躁等，因其症状特点与其他精神类疾病有类似之处，所以极易混淆，因此，要鉴别老年人焦虑障碍必须了解其特点。

（1）有躯体症状，经常感到厌食、睡眠障碍、疼痛、头昏等。

（2）本人感到痛苦，多次去医院，但查不出疾病。

（3）老年人缺乏安全感，需要呵护关照，以达到精神和物质条件上的满足；过度依赖，依赖医院、依赖亲人等。

（4）产生与现实处境不符的过分担忧，用药成瘾，不能自拔，毫不隐瞒自杀想法。

三、老年人焦虑障碍风险因素

老年人焦虑障碍的风险因素，是指老年人焦虑障碍的发生原因或有关因素。总体来说，老年人焦虑障碍的发生原因既与先天的素质因素有关，又与外界的环境刺激有关。通常认为，个体的人格因素与焦虑障碍相关，如 A 型人格个体具有时间紧迫感、喜欢竞争的特征，又常常处于快节奏、高压力的生活环境之下，极易出现惊恐障碍；而处于现实压力下，又对现实压力缺乏合理的应对方式的个体，极易出现广泛性焦虑障碍。总体而言，老年人焦虑障碍风险因素如图 4-5 所示。

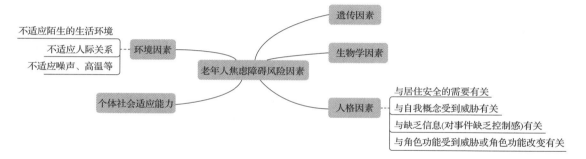

图 4-5 老年人焦虑障碍风险因素

1. 遗传因素

个体的家族中有焦虑障碍等认知和情绪问题的父母、兄弟姐妹，个体出现认知和情绪问题的概率会大大增加。

2. 生物学因素

与诊断不明（预后不清）有关。

3. 人格因素

与居住安全的需要有关；与自我概念受到威胁有关；与缺乏信息（对事件缺乏控制感）有关；与角色功能受到威胁或角色功能改变有关。

4. 环境因素

不适应陌生的生活环境，不适应人际关系，不适应噪声、高温等。

5. 个体社会适应能力

与预感到个体健康受到威胁有关；与受到他人的焦虑障碍情绪感染有关；与他人互动形态受到威胁或互动形态改变有关；与预感到不幸（丧失财产、社会地位、面临离婚等）有关。

子任务二　老年人焦虑障碍的区辨性评估

一、老年人焦虑障碍区辨性评估的程序

评估是整个心理护理程序的基础，同时也是心理护理程序中最为关键的步骤。对老年人焦虑障碍的评估是通过有计划、有目的、有系统地与焦虑障碍老年人进行会谈，建立良好的互动关系，运用询问、咨询、观察、家访、角色扮演、问卷调查等方法收集其个人资料、环境资料和社会环境资料实现的。对焦虑障碍老年人进行初步预估，可以有效识别其生活环境中的积极因素，以寻找更准确、更清晰的介入方法。

通常对焦虑障碍老年人进行评估需要以下几个流程。

（一）拟定会谈提纲

拟定会谈提纲，运用会谈技巧与焦虑障碍老年人会谈，与其建立良好的沟通关系。

1. 会谈提纲的拟定

会谈提纲的拟定如图 4-6 所示。

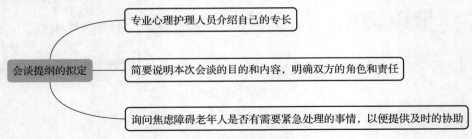

会谈提纲的拟定 ┬─ 专业心理护理人员介绍自己的专长

├─ 简要说明本次会谈的目的和内容，明确双方的角色和责任

└─ 询问焦虑障碍老年人是否有需要紧急处理的事情，以便提供及时的协助

图 4-6　会谈提纲的拟定

2. 会谈技巧的运用

（1）治疗性沟通的运用。

治疗性沟通，是通过人与人的交往达到一个人对其他人进行帮助的目的，是一种人际沟通方式。通过治疗性沟通，可以和服务对象建立良好的互动关系，为服务打下良好的基础。

（2）倾听技巧的运用。

面谈中的倾听不仅是为了收集、了解焦虑障碍老年人的情况，更重要的是理解对方所传达的内容和情感，不排斥、不歧视，做到共情，帮助焦虑障碍老年人澄清自己的想法。

（二）收集焦虑障碍老年人的资料

1. 个人资料的收集

个人资料收集的内容如图 4-7 所示。

（1）个人资料。

包括性别、年龄、家庭成员、社会经济状况、生活中重要的人物、相关的社会系统等。

（2）个人的主观经验。

焦虑障碍老年人对自我问题的评估，觉得自己的问题出现在哪些方面？问题产生的原因是什么？问题持续的时间、频率、强度，问题的结果如何？老年人自己为解决问题所做的努力有哪些？老年人使用了哪些方法来解决问题？

（3）解决问题的动机。

要及时了解焦虑障碍老年人解决问题的希望有多大。当老年人出现焦虑障碍时，如果其主观上没有非常强烈的不适感时，可能会安于现状；当焦虑障碍老年人对问题感觉强烈不安，却没有改变的希望时，也会因为缺乏改变动机而选择与问题共存。

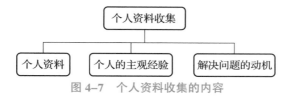

图 4-7 个人资料收集的内容

2. 心理社会资料的收集

心理社会资料收集的内容如图 4-8 所示。

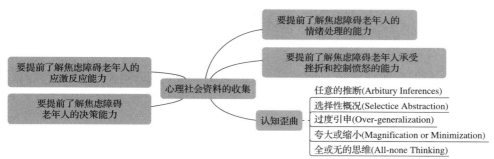

图 4-8 心理社会资料收集的内容

3. 环境资料收集

环境资料收集的内容如图 4-9 所示。

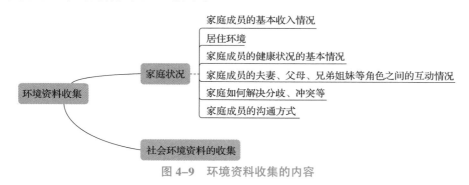

图 4-9 环境资料收集的内容

（三）对焦虑障碍老年人的问题进行初步预估

预估是收集与服务对象有关的详细资料，了解服务对象焦虑问题形成的过程，依据收集的资料和特定情景推断出有关服务对象问题形成的逻辑过程。通过对服务对象的预估，可以有效识别出服务对象环境中的积极因素，识别出服务对象问题形成的主观因素和客观因素，以便更快、更准确、更清晰地介入服务对象的问题中。通常需要对焦虑障碍老年人的躯体、心理社会功能进行预估，见图4-10。

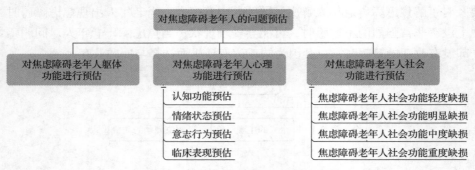

图4-10　对焦虑障碍老年人的问题预估

1. 对焦虑障碍老年人躯体功能进行预估

包括对个体的生命体征、睡眠、新陈代谢、进食等躯体健康水平的评估。对焦虑障碍老年人的躯体功能进行评估，是因为不论心理动力学、心理生理学，还是行为心理学理论，都认为生理功能和心理功能相互作用，二者相互影响。各种心理症状通常会对机体的生理功能产生不同程度的影响，常表现为交感神经功能紊乱，如皮肤出汗、胸闷、尿频等，还会出现失眠、胃口变差、体力不支等情况。我们应认识到焦虑障碍老年人出现的躯体症状，可能与其心理状态的改变有关。

2. 对焦虑障碍老年人心理功能进行预估

在良好的护患关系基础上，心理护理人员通过临床观察、晤谈，结合相关的心理测验，以及采用相应的心理生理方法，对个体的认知功能、情绪状态、意志和行为表现等方面的心理状态进行评估。

（1）对焦虑障碍老年人认知功能进行预估。

主要是评估焦虑障碍老年人对周围环境和自我状态的认识能力。

（2）对焦虑障碍老人情绪状态进行预估。

主要是评估个体情感反应的强度、持续性和性质，确定优势情感。情感的诱发是否正常，情感是否易于起伏变动，有无与环境不适应的情感。

（3）对焦虑障碍老年人意志和行为进行预估。

主要是评估个体的意志行为是否符合客观情况，是否与个体的情感一致。

（4）对焦虑障碍老年人临床表现进行预估。

评估个体存在的主要临床症状和体征，以及这些症状和体征最早出现的时间、持续时间、出现频率、伴随症状等临床表现。

3. 对焦虑障碍老年人社会功能进行预估

社会功能主要体现在焦虑障碍老年人的社会适应状态，主要包括个体的生活自理能力、角色功能、人际交往能力、现实检验能力等。社会功能的缺陷或不全，是心理健康水平严重性的指标。按临床经验标准，根据社会功能的缺陷程度可分为轻度缺损、明显缺损、中度缺损和重度缺损。

（1）焦虑障碍老年人社会功能轻度缺损，表现为在生活方面能自理，人际交往轻微受损，能在指导下独立参加劳动。

（2）焦虑障碍老年人社会功能明显缺损，表现为在生活方面能自理，却无独立劳动能力。

（3）焦虑障碍老年人社会功能中度缺损，表现为生活自理能力比较差，刷牙、洗脸需要督促才能完成，人际交往效率显著下降，经常有意避免到社交场合，劳动能力丧失。

（4）焦虑障碍老年人社会功能重度缺损，表现为生活及劳动能力丧失，完全回避社会交往，生活已不能自理。

二、焦虑障碍症状区辨性标准识别

焦虑障碍老年人通常会有头痛、头昏、失眠等躯体性症状；出现紧张、担心、自责等反常情绪与行为；出现坐立不安、来回走动等运动性不安症状和运动性异常症状。具体如图4-11所示。

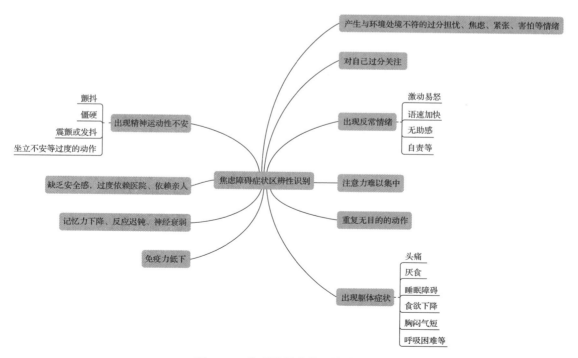

图4-11 焦虑障碍症状区辨性识别

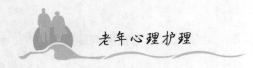

以上是从焦虑障碍的外显症状进行分析的。而焦虑障碍又有广泛性焦虑障碍、惊恐焦虑症之分，下面我们从广泛性焦虑障碍和惊恐焦虑症两种类型分别来探讨焦虑障碍标准。

（一）广泛性焦虑障碍标准

广泛性焦虑障碍标准如图 4-12 所示。

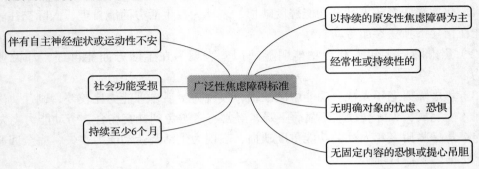

图 4-12　广泛性焦虑障碍标准

（二）惊恐焦虑症区辨标准

惊恐焦虑症区辨标准如图 4-13 所示。

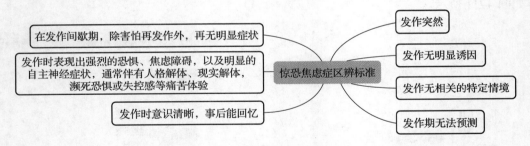

图 4-13　惊恐焦虑症区辨标准

（1）惊恐性焦虑有突然发作的特点。

（2）惊恐性焦虑发作并没有明显的诱因。

（3）惊恐性焦虑通常是在无相关特定情景下发作的。

（4）惊恐性焦虑的发作期无法预测。

（5）惊恐性焦虑发作时表现出强烈的恐惧、焦虑障碍，并伴有人格解体、现实解体，濒死恐惧或失控感等痛苦体验。

（6）惊恐性焦虑发作时意识清晰，事后能回忆。

（7）惊恐性焦虑在发作间歇期，除了害怕焦虑再次发作外，再无其他明显症状。

（8）病程标准：在 1 个月内至少有 3 次以上，或在首次发作后害怕再发作的焦虑障碍持续 1 个月。

三、对焦虑障碍老年人进行基础性功能测评及测评工具

由于老年人焦虑障碍与老年人的身体健康、心理情绪状态、社会功能、日常生活能力等因素有很强的关联性，所以要区辨焦虑障碍需要对日常生活能力、社会功能等因素进行基础性评估。心理护理人员最常做的是基础性评估，这类评估一般是综合性的，除了收集老年人社会人口特征方面的资料，通常还会从以下方面进行评估：身体健康状况、心理和情绪方面的状态、社会功能、日常活动能力、经济状况、环境安全等。以上的评估有的有标准化的量表，有的则没有，心理护理人员或社会工作者通常会根据老年人的特点设计评估问题。

（一）对焦虑障碍老年人进行基础性功能测评

对焦虑障碍老年人进行基础性功能测评如图 4-14 所示。

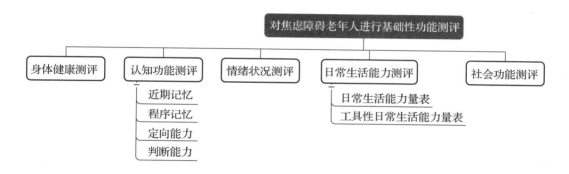

图 4-14　对焦虑障碍老年人进行基础性功能测评

1. 身体健康测评

这个评估通常会重点关注老年人的常见病、慢性病。评估工具一般包括疾病诊断、治疗和用药的筛查表。

2. 认知功能测评

认知功能包括近期记忆、程序记忆、定向能力、判断能力等。

3. 情绪状况测评

4. 日常生活能力测评

（1）评估目的：评估焦虑障碍老年人的独立生活能力和自我照顾能力。

（2）评估内容：自我照顾能力和独立生活能力。

（3）测评工具：日常生活能力量表和工具性日常生活能力量表。

日常生活能力量表测评的是老年人完成基本生活自理事宜的能力，如进食、走动、移

位、洗澡、穿衣、梳洗等；工具性日常生活能力量表测评的仍然是日常生活能力，只是有更高的要求，如拨打电话、做饭、购物、做家务、独自使用交通工具出行、服药、财务管理等。

5. 社会功能测评

对焦虑障碍老年人的社会功能进行测评的目的是确定其是否有自认为能够调动的社会支持，重点关注老人的生活方式、参与活动的动机、获得社会支持的感知能力。常用的是肖水源教授的社会支持评定量表，包括客观支持、主观支持、社会支持的利用度三个方面。

（二）老年人焦虑障碍的区辨性工具（测评工具）

老年人焦虑障碍区辨性工具如图 4-15 所示。

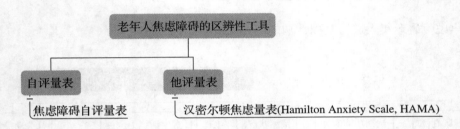

图 4-15　老年人焦虑障碍区辨性工具

可以采用自评量表和他评量表进行测评。

通常采用焦虑障碍自评量表和汉密尔顿焦虑量表（Hamilton Anxiety Scale，HAMA）来进行区辨性诊断。汉密尔顿焦虑量表由 Hamilton 于 1959 年编制。最早是精神科临床中常用的量表之一，包括 14 个项目。《CCMD-3 中国精神疾病诊断标准》将其列为区辨焦虑障碍的重要诊断工具，临床上常将其用于焦虑障碍的诊断及焦虑程度划分的依据。

子任务三　老年人焦虑障碍的心理护理

一、老年人焦虑障碍心理护理（干预）策略

对焦虑障碍老年人进行心理护理时，心理护理人员通过观察焦虑障碍老年人的行为表现和情绪反应，有意识地对他们进行心理健康教育，教给焦虑障碍老年人一些缓解心理压力的小方法。对焦虑障碍老年人进行压力缓解训练内容如图 4-16 所示。

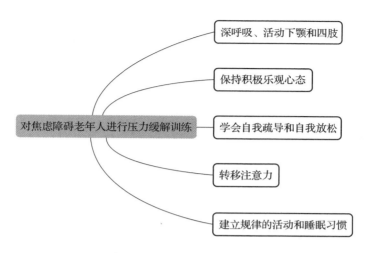

图 4-16　对焦虑障碍老年人进行压力缓解训练内容

二、老年人焦虑障碍心理护理（干预）的主要措施

（一）个案工作方法

1. 对焦虑障碍老年人进行心理调适

帮助焦虑障碍老年人激发自我效能感，班杜拉在 1982 年提出了自我效能理论，认为自我效能感是指"人们对自身能否利用所拥有的技能去完成某项工作行为的自信程度"，即个人对自己完成某项工作能力的主观评估。评估的结果如何，将直接影响一个人的行为动机。如果能激发焦虑障碍老年人战胜认知和情绪问题的自我效能感，帮助老年人树立战胜认知和情绪问题的信心，将会对焦虑障碍问题的治愈起到事半功倍的效果。

2. 对焦虑障碍老年人进行积极心理暗示训练

有研究表明，老年人在接受积极心理暗示的心理护理后，在躯体化、人际关系敏感、抑郁、焦虑、恐怖等各因子的得分普遍偏低。也就是说，给老年人积极的心理暗示可以改善老年人的心理健康状况。因此，对焦虑障碍老年人进行积极心理暗示，让他们对自己说，"没有问题""我能行"等这样积极的心理暗示语言，可以有效减缓焦虑障碍老年人的症状。

3. 认知行为疗法

认知行为疗法（Cognitive-Behavioral Therapy，CBT）是一种常见的处理认知和情绪问题的干预方法，可以用来解决多种多样的情绪问题，特别是用来治疗焦虑症。

（1）认知行为疗法适用具有如图 4-17 所示特征的老年人。

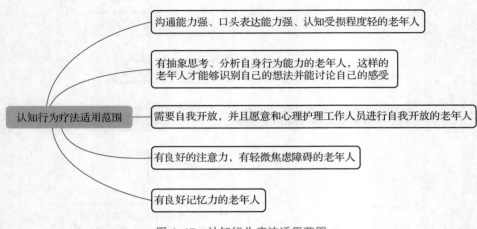

图 4-17　认知行为疗法适用范围

（2）不适用认知行为疗法的老年人。

① 有严重记忆力问题的老年人不适用认知行为疗法。

② 有自杀意念的老年人不适用认知行为疗法。

③ 酗酒或吸毒的老年人不适用认知行为疗法，因为酗酒或吸毒会干扰老年人正常的认知功能。

（3）认知行为疗法实施过程。

① 准备阶段。心理护理人员在准备阶段会和老年人探讨焦虑障碍的病因、症状等，会和老年人解释认知行为疗法的知识，目的是让焦虑障碍的老年人认识自我在心理护理过程中的角色，同时也考虑认知行为疗法是否适合老年人。

② 共同识别阶段。一旦心理护理人员和老年人决定继续使用认知行为疗法，就需要双方互相协作。

③ 改变阶段。当老年人认识到事件、想法和感受之间的联系后，他们就能识别和矫正自己在认知上的扭曲观点。在认知行为疗法的认知改变阶段，通常采用刺激控制和行为预演两种行为技术。刺激控制是指重新安排、消灭或尽量减少带来困扰的刺激。认知行为疗法改变阶段的行为技术如图 4-18 所示。

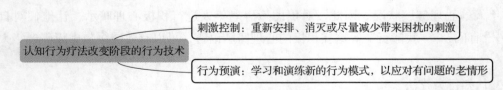

图 4-18　认知行为疗法改变阶段的行为技术

④ 巩固和结束阶段。在认知行为疗法的最后阶段，不仅仅是结束助人的关系，而且是心理护理人员跟老年人一起回顾他所取得的进步，帮助老年人识别情绪中的优势，巩固老年人在治疗过程中发生的改变。

4. 系统脱敏疗法

通常焦虑障碍老年人会出现紧张、焦虑、社会功能退缩、害怕上街、害怕坐公交车等症状，此时用系统脱敏疗法对老年人是最有效的。但通常系统脱敏疗法是专业的心理治疗方法，在操作时要注意焦虑等级建立。

系统脱敏疗法流程如图4-19所示。

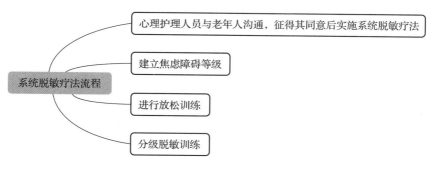

图4-19　系统脱敏疗法流程

（1）心理护理人员与老年人沟通，征得其同意后实施系统脱敏疗法。

（2）建立焦虑障碍等级。

（3）进行放松训练。

（4）分级脱敏训练。

5. 模仿学习疗法

模仿学习疗法通常采用影视录像、听录音、由护理人员亲自做示范等方式，具体见图4-20。

（1）生活示范。

由示范者演示适当行为，让焦虑障碍老年人观察，观察几次后，让老年人重复示范者的行为，并对之进行强化。

（2）象征性的示范。

可以采用相关的电影和录像、图画、游戏等为老年人进行示范，并对老年人的模仿行为进行强化；还可以采用象征性的示范，即自我示范，即将焦虑障碍老年人的行为和别人的行为录下来，让其观察采用不同方式行事的结果并进行自我强化。

（3）角色扮演。

由心理护理人员预先设计一个情景，心理护理人员和焦虑障碍老年人一起扮演该情景中的不同角色，通过这样特定情景的人际互动及对其后果的学习，让老年人明白什么样的行为方式是更合理有效的。

（4）参与示范。

心理护理人员亲自参与演示行为，引导老年人改变行为。

（5）内隐示范。

通过心理护理人员的描述，老年人进行想象、思考等来改变当前的不良行为，以达到目标行为。

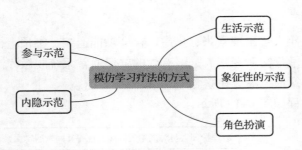

图 4-20　模仿学习疗法的方式

6. 缅怀往事疗法

（1）含义：缅怀往事疗法是通过让老年人回忆一生中的正面事件，增强自己进入老年后的自尊，完成心理学家埃里克森所说的"自我完整"这一老年期的人生任务，从而避免其陷入绝望。

（2）缅怀往事疗法适用范围。

① 适用于焦虑障碍的老年人，缅怀往事会唤起老年人的正面情绪，对他们缓解抑郁、平息焦虑有积极作用。

② 适用于有轻微阿尔茨海默病（痴呆症）和谵妄症的老年人，不适用于有严重认知问题的老年人。

（3）缅怀往事疗法的分类见图 4-21。

第一种是整合性缅怀往事，这是人生回顾型，目的是帮助老年人通过解决冲突，接纳过去与现在的不同，找到人生的意义并获得对过往人生的整合性看法。

第二种是工具性缅怀往事，指重拾过去用过的解决问题的技能和应对方法。

第三种是传递性缅怀往事，指将有关文化遗产或个人的传奇故事传递给下一代。

第四种是叙事性缅怀往事，指描述性地回忆生平经历或过去的逸事。

第五种是规避现实型缅怀往事，指回顾能带来自豪感的过去来抵御眼前的困境。

第六种是强迫性缅怀往事，指重新发掘能带来内疚、苦涩和绝望感的负面回忆。

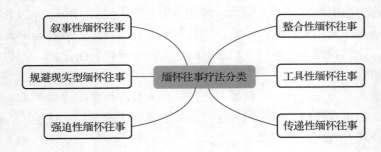

图 4-21　缅怀往事疗法分类

7. 人生回顾疗法

（1）人生回顾疗法的目的。

与缅怀往事疗法不同，人生回顾疗法既注重回顾老年人一生中的正面事件，也注重回顾负面事件。它的用意是重新营造老年人对人生阶段和一生经历的感受。通过直面负面情绪和事件，识别出老年人在早年的人生阶段中未能解决的问题。

（2）人生回顾疗法的流程见图4-22。

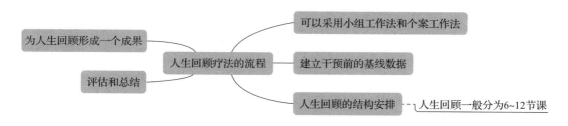

图 4-22　人生回顾疗法的流程

① 人生回顾疗法既可以采用小组工作法，又可以采用个案工作法。

小组的优点是可以有多人参加，这些人可能会面临类似的人生挑战。老年人可能会发现自己的记忆闸门被其他同龄人的回忆打开，因为常常涉及个人回忆，有时候是痛苦的回忆，所以对一些老年人来说采用个案工作法可能更有益处。

② 建立干预前的基线数据。

人生回顾的一个核心要素是它兼具评估性和治疗性。在按时间顺序做人生回顾前，社会工作者应该为老年人的情绪健康状况建立一个基线。人生回顾不是要让老年人抓着陈年往事不放，而是要帮助他们从中获得领悟，以远离过去的冲突，让现在的生活更有建设性、更有满足感。为干预工作建立前测和后测有助于评估社会工作者和老年人实现干预的基本目标方面做得好不好。

③ 人生回顾的结构安排。

人生回顾一般分为 6~12 节课，具体取决于老年人参加人生回顾的目的、老年人的健康状况和社会工作者与老年人的个人偏好。每个大的人生发展阶段会用近两节课的时间。在运用过一段时间的人生回顾技术之后，社会工作者可以有自己的实施方式，根据实际工作中的有效性来增加或删减这一方式的内容。实施治疗性的人生回顾并非只有一个正确的方法。

④ 为人生回顾形成一个成果。

像缅怀往事一样，如果人生回顾能够结出一个独特的"果实"可能会更有益处。"果实"的形式可以是影集、录像带或者是生命历程日志等。

⑤ 评估和总结。

人生回顾最重要的组成部分是评估与总结。这给老年人提供了一次机会，一次把各个人生阶段的所有事情整合到一起，形成对自己一生的看法的机会。一旦过去的事情整合完毕，社会工作者就能够协助老年人进一步讨论在此生余下来的时间希望做什么。在人生回顾的最后一个阶段，一般会实施后测，以确定老年人的情绪状况经过人生回顾干预后是否有所改善。

知识拓展

人生回顾需要注意的问题

（1）小组方式难以保证每个老年人都有充分的机会实现个人目标并有平等的机会参与小组发言。

（2）当揭开痛苦的记忆或事件时，社会工作者可能需要把全部的注意力都投入帮助特定老年人处理和化解这些强烈的情绪反应上，难以兼顾小组中的每个人。

（3）在帮助老年人做人生回顾时，社会工作者要去探寻额外的内容，因此必须放慢节奏，集中精力回想一些重要的事件。

（4）在帮助老年人做人生回顾时，可能会发现有一些时间段是空白的，这就需要社会工作者有敏锐的观察力和应对能力去解决这件事情。

（二）小组工作方法

1. 动机激发小组

（1）动机激发小组的动机：为了帮助老年人树立自尊心、重新把握自己的生活。

（2）小组组员资格（适用老年人）。

① 有一定语言能力、抑郁障碍的老年人。

② 能积极参与小组活动。

（3）小组活动周期：动机激发小组每周举办一次活动，小组活动共 5~12 次。

（4）小组活动内容如图 4-23 所示。

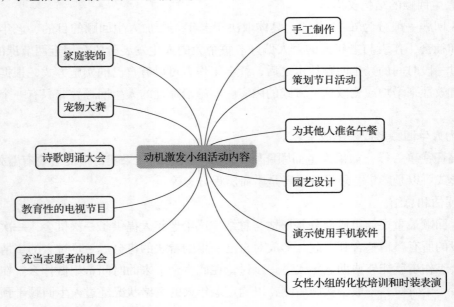

图 4-23　动机激发小组活动内容

2. 支持性小组

（1）小组组员资格（适用老年人）。

① 参加小组活动的老年人情绪要稳定。

② 能听进别人说的话。

③ 有轻度认知情绪问题的老年人。

④ 不愿谈论感受的老年人不适合参加。

（2）小组活动周期：支持性小组每天一般活动 1~2 次。

（3）小组活动内容。

成功的支持性小组的目的就是构建温暖的、相互尊重的小组氛围，鼓励小组成员大胆讲出自己的"故事"。通过这些"故事"可以发现情绪悲伤的老年人的内向、痛苦、失落、愤怒等问题，同时找到应对方法来解决这些问题。

3. 现实辨识小组

（1）小组组员资格（适用老年人）。

① 有轻度到中度思维混乱的老年人。

② 记忆力部分丧失的老年人。

③ 有一定认知功能的老年人。

④ 有弄清时间、方位定向动机的老年人。

（2）小组活动周期：现实辨识小组每天一般活动 1~2 次，每次 30 分钟。

（3）小组活动内容如图 4-24 所示。

活动目的是刺激老年人的感觉系统，如制作艺术品、听音乐、简单智力游戏等。

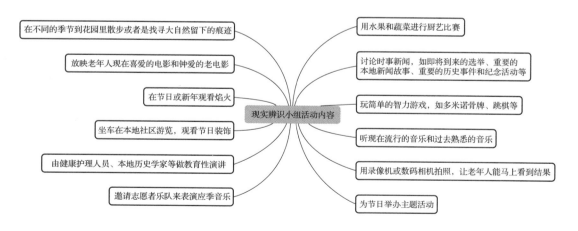

图 4-24 现实辨识小组活动内容

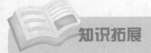

支持性心理护理

　　支持性心理护理是以人本主义心理理论为基础，主要运用语言工具，通过护患沟通来消除患者的不良心理反应和情绪紊乱，提高患者对心理应激的防御能力，重建心理平衡的一种护理方法。心理支持的方法很多，常用的有解释、安慰、指导、说服、鼓励、宣泄、保证以及行动上的关心、帮助、提供方便等支持性措施。如帮助患者建立和协调好人际关系，争取工作单位及家属朋友的支持和关心，注重创造和谐的气氛，减少心理应激因素的产生。护理人员恰当的言谈举止、对患者的尊重、真诚的关爱和抚慰以及所创设的人性化氛围等，都能给患者以心理上的支持。支持性心理护理适合所有的有认知情绪问题的老年人。

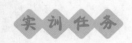

一、场地及设施要求

　　空旷教室，教室宽敞明亮、干净整洁，配有窗帘、可移动拼装桌椅和大屏幕等多媒体设备，以及胶带、白纸、画笔等实训课用品。

二、实训人员分组

　　运用滚雪球、寻找有缘人等分组方法把学生按实训项目要求分成多个小组。每组寻找团队负责人，负责领导自己小组完成项目目标。

三、项目（案例）呈现

1. 案例呈现

　　兰阿姨，丧偶，71岁，和儿子一起生活。儿子38岁，离异，有一女（小美），两年前又结婚。兰阿姨为了儿子的家庭幸福，平时尽量不干预儿子的家庭，但兰阿姨发现，新儿媳总是忽略小美，对小美的生活不管不问，兰阿姨常常担心如果自己不在了，小美该怎么办。兰阿姨最近大半年，常常感到紧张、不安，胃口也不好了。她怕别人笑话，也不经常出门，见到陌生人就感到害怕、手脚发麻、浑身颤抖，还心慌、透不过气来，并伴有头疼、心跳加速、头晕等症状。兰阿姨去医院检查，医生给开了一些药，吃了一段时间后，头晕、头疼等症状好了一些，但药一停，又出现了以前的症状。兰阿姨感觉很痛苦，觉得自己得了绝症。

2. 教师提出问题

教师引导学生了解案例情景，分析案例情景，结合案例材料，运用学过的知识判断老年人的问题，启发学生探讨如何运用所学的内容对老年人进行心理护理。

3. 情景模拟

每个小组在负责人的领导下，进行情景模拟，运用所学的老年护理方法，解决案例中的问题，制定护理方案。

四、参考答案

1. 需求问题分析

根据家庭结构图法画出兰阿姨的家庭结构图。分析出兰阿姨的需求及问题。

2. 对问题进行预估

分析兰阿姨及其家人目前所面临的问题。

3. 心理（护理）干预

运用个案工作方法、小组工作方法、社会支持工作方法对兰阿姨进行干预。运用治疗性沟通等技巧和服务对象兰阿姨建立良好的互动关系；运用个案工作方法，对兰阿姨进行情绪调适，通过积极关注、安慰、支持与疏导等方法进行情绪调节；从优势视角和增能理论视角给兰阿姨增能；运用小组工作方法，让兰阿姨参加动机激发小组；为兰阿姨构建社会支持系统，取得家庭和社会的支持；建议家属保证兰阿姨的居住环境干净舒适，督促兰阿姨养成良好的生活方式，如减少睡前活动、避免睡前兴奋、多听听音乐等。

给兰阿姨提供专业的知识，提高其认知能力，支持、鼓励兰阿姨及其家人树立战胜障碍的信念；给兰阿姨提供健康指导，给予其心理上的支持，耐心倾听兰阿姨的倾诉，利用共情等方法安慰兰阿姨；给兰阿姨提供思考和处理问题的方法，帮助兰阿姨度过困境，提高应对问题的能力；构建老人的家庭支持系统，使家属对其更加关心，尤其是精神上的理解与关爱，理解他们的痛苦，在和兰阿姨的交流沟通中要注意自己的言行与方式，有必要的话，可以改变自己当下的一些行为。

五、分组汇报

各小组分别写出汇报提纲，并进行优缺点分析和可行性分析。教师对各小组的汇报进行评价，鼓励学生从多个角度思考、分析和解决问题，注重方案的切实可行性。

任务二
老年人抑郁障碍与护理

【知识目标】

◇ 掌握老年人抑郁障碍的症状、发病特点、认知特点、情绪特点、身体特点和风险因素。
◇ 熟悉老年人心理障碍的区辨识别、测评方法、护理技巧。
◇ 了解老年人心理障碍的发病特点等。

【能力目标】

◇ 运用学习到的抑郁障碍的症状、发病特点、认知特点、情绪特点、身体特点、风险因素、区辨性诊断、护理技巧等知识，能初步正确识别区辨抑郁障碍老年人，具备为抑郁障碍老年人提供合理的心理护理能力。

【素质目标】

◇ 回顾所学的老年人抑郁障碍的症状、发病特点、认知特点、情绪特点、身体特点和风险因素等知识，以及区辨性诊断、护理技巧等知识，有意识提高自我识别、区辨抑郁障碍老年人的能力。

【思维导图】

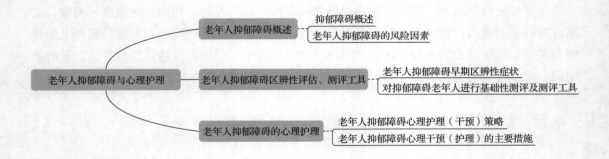

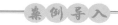

梁婆婆，65 岁，退休工人，文化程度不高。她性格内向，一生经历坎坷，多次相亲后，终于在 28 岁结婚。她婚后育有一女，但好景不长，丈夫另觅新欢，为了孩子，梁婆婆没有选择离婚。她进入老年期以后，丈夫又突发心脑血管病离世。雪上加霜的是，唯一的女儿又在两年后因意外离世。从此，梁婆婆变得彻夜难眠，吃不下饭，喜欢独处，精神萎靡，情绪低落，忧郁沮丧，不愿与人交往，经常一个人暗自落泪。她思维变得迟钝，记忆力也明显下降。

请判断：梁婆婆出现了什么问题？

针对以上案例，你需要完成的任务是：

子任务一：熟悉并掌握老年人抑郁障碍概述

子任务二：熟悉并掌握老年人抑郁障碍的区辨性评估、测评工具

子任务三：熟悉并掌握老年人抑郁障碍的心理护理

子任务一　老年人抑郁障碍概述

一、抑郁障碍概述

抑郁障碍（Depressive Disorder），是一种常见的认知情绪问题，主要表现为情绪低落、兴趣减少、意志行为减退、思维缓慢、精力不济、负面的自我对话、嗜睡、饮食紊乱等，严重影响患者的生活质量和社会功能，已经成为中国人所患疾病中的第二大疾病。

老年人抑郁障碍则特指老年期（≥ 60 岁）这一特定人群的一种认知与情绪问题，临床表现主要为情感低落、思维缓慢、语言动作减少与迟缓等"三低"症状。这一特定人群的抑郁障碍，包括原发性（含青年或成年期发病，老年期复发）和见之于老年期的各种继发性抑郁。严格而狭义的老年人抑郁障碍则特指 ≥ 60 岁的老年人首次发病的原发性抑郁。老年人抑郁障碍有两个核心概念：

（1）发生在老年期（≥ 60 岁）的一种持续至少两周以上的情绪低落或抑郁心境的认知和情绪问题。

（2）老年抑郁障碍是认知和情绪问题，但认知和情绪问题不是人在老年期正常衰老的一部分，关注老年人抑郁障碍对采取恰当的干预护理措施具有重要的意义。

二、老年人抑郁障碍的风险因素

抑郁障碍风险因素如图 4-25 所示。

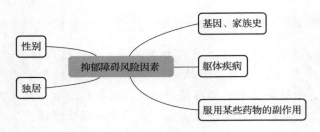

图 4-25　抑郁障碍风险因素

（一）基因、家族史

家族有抑郁障碍遗传史的老年人患抑郁障碍的风险明显大于常人。

（二）躯体疾病

躯体疾病增加了老年人患抑郁障碍的风险。抑郁障碍也可能是脑瘤、帕金森氏症、心肌梗死等老年常见病的症状之一。

（三）服用某些药物的副作用

高血压、心脏病、睡眠障碍、老年谵妄等疾病治疗所服用的药物也容易导致抑郁障碍。多种药物交互作用产生的毒性更容易导致抑郁障碍。

（四）性别

根据研究，女性患抑郁障碍的人数高于男性。因为女性比男性更可能因为情绪问题寻求帮助和治疗。

（五）独居

独居本身并不会使患抑郁障碍的风险增加，但当老年人处于独居状态又没有和社会保持足够的接触和互动时，或其社会交往范围较之前明显缩小时，则会增加老年人患抑郁障碍的风险。

子任务二　老年人抑郁障碍区辨性评估、测评工具

一、老年人抑郁障碍早期区辨性症状

正确识别老年人的抑郁情绪，是对老年人进行心理护理的第一步。因此，识别老年人的抑郁情绪症状至关重要。老年人抑郁障碍通常表现为愁眉不展，心烦意乱，自我评价过低，自责或有内疚感，对前途悲观失望，反复出现想死的念头或有自杀、自伤行为，对日

常活动丧失兴趣或无愉快感，情感低落有昼重夜轻的特点。

（1）躯体症状。抑郁发作时可能出现躯体症状，如食欲降低、体重明显减轻、失眠、早醒或睡眠过多、恶心、心悸、胸闷、出汗、头痛、颈部痛、腰酸背痛、腹痛和全身的慢性疼痛、腹胀腹痛、嗳气、腹泻或便秘等。

（2）思维迟缓、联想困难，自觉思考能力下降，对刺激反应迟钝，注意力集中困难，记忆力减退。抑郁障碍患者的思维活动受限，时常感到脑子迟钝，觉得自己"变笨了"，甚至连很简单的问题都难以解决，学习、工作效率明显降低。由此，患者往往认为自己不中用了，这更增加了患者的自卑和自责。

（3）情感低落。老年抑郁障碍患者发病时，即出现原因不明且持续两周以上的情绪低落和沮丧，其中最典型的症状是对生活、工作和以前的业余爱好失去兴趣，觉得生活变得枯燥乏味，生活没有意思，提不起精神，感到绝望，无助与无用感，自责自罪。

（4）意志活动减退。患者常表现出行动缓慢，生活懒散，不想说话（言语少、语调低、语速慢），不想做事，不愿与周围人交往等状态和行为。总是感到精力不够，全身乏力，甚至日常生活都不能自理。不但对生活的热情、乐趣减退或丧失，越来越不愿意参加社交活动，甚至闭门独居、疏远亲友。

（5）精力减退、疲乏，走路时行动缓慢，无原因的疲倦，软弱无力，精神运动迟钝或激越，语言少、声音低。

（6）经常独坐一处，不与他人交往，爱好和生活乐趣丧失，严重时可以达到不吃不喝、不言不动的抑郁性木僵的程度。

（7）自杀行为。许多抑郁障碍患者有自杀念头，有自杀行动的患者也不是少数。而这类自杀，往往计划周密，行动坚决，甚至会采取极其痛苦的方式来达到目的。因此，抑郁障碍患者的自杀行为应该引起家庭其他成员的高度重视。

二、对抑郁障碍老年人进行基础性测评及测评工具

由于老年人抑郁障碍与老年人的身体健康、心理情绪状态、社会功能、日常生活能力等因素有很强的关联性，要区辨抑郁障碍则需要对日常生活能力、社会功能等因素进行基础性评估，心理护理人员最常做的是基础性评估，这类评估一般是综合性的，除了收集老年人社会人口特征方面的资料外，通常会从以下几方面进行评估：身体健康状况、心理和情绪方面的状态、社会功能、日常活动能力、经济状况、环境安全等。以上的评估有的有标准化的量表，有的则没有，心理护理人员或社会工作者通常会根据老人的特点设计评估问题。

（一）对抑郁障碍老年人进行基础性功能测评

对抑郁障碍老年人进行基础性测评如图 4-26 所示。

1. 身体健康测评

这个评估通常会重点关注老年人的常见病、慢性病。评估工具一般包括疾病诊断、治疗和用药的筛查表。

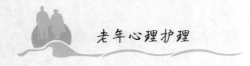

2. 认知功能测评

认知功能包括近期记忆、程序记忆、定向能力、判断能力等。

3. 情绪状况测评

4. 日常生活能力测评

（1）评估目的：评估抑郁障碍老年人的独立生活能力和自我照顾能力。

（2）评估内容：自我照顾能力和独立生活能力。

（3）测评工具：日常生活能力量表和工具性日常生活能力量表。

5. 社会功能测评

对抑郁障碍老年人的社会功能进行测评的目的是确定老人是否有自认为能够调动的社会支持，重点关注老年人的生活方式、参与活动的动机、获得社会支持的感知能力。常用的是肖水源教授的社会支持评定量表，包括客观支持、主观支持、社会支持的利用度三个方面。

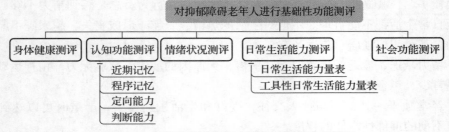

图 4-26 对抑郁障碍老年人进行基础性功能测评

（二）老年人抑郁障碍区辨性测评工具

老年人抑郁障碍测评工具如图 4-27 所示。

对老年人抑郁障碍的症状及诊断标准进行诊断，通常采用老年抑郁量表（The Geriatric Depression Scale，GDS）和贝克抑郁量表（Beck Depression Inventory，BDI）。

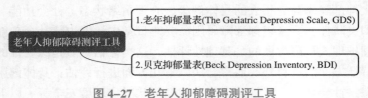

图 4-27 老年人抑郁障碍测评工具

子任务三　老年人抑郁障碍的心理护理

一、老年人抑郁障碍心理护理（干预）策略

老年人抑郁障碍在辅助药物治疗的同时，更要重视心理治疗，要对他们进行恰当的心

理护理。心理护理人员通过观察抑郁障碍老年人的行为表现和情绪反应，有意识地对他们进行心理健康教育，教给抑郁障碍老年人一些缓解心理压力的小方法。对抑郁障碍老年人进行压力缓解训练内容如图 4-28 所示。

（一）深呼吸、活动下颚和四肢

深呼吸，有助于舒缓压力，消除抑郁障碍与紧张。每天让抑郁障碍老年人进行深呼吸练习，有助于减缓紧张情绪。当人面临压力时，容易咬紧牙关。此时不妨放松下颚，左右摆动一会儿，以松弛肌肉，舒解压力。许多人在患抑郁障碍时会出现肌肉紧绷的现象，这会引起呼吸困难。

（二）保持积极乐观心态

当缺乏信心时，不妨想象自己过去的辉煌成就，或想象自己成功的景象，会很快地化解抑郁障碍与不安，恢复自信。

（三）学会自我疏导和自我放松

在面临每天的例行干扰之前，学会放松数秒，可以大幅减轻抑郁障碍的程度。例如，当电话铃响时，先做个深呼吸，再接听。这种蓄意放松数秒钟的习惯可充当有效的镇静剂。

（四）转移注意力

假使眼前的状况让人感到心烦紧张，可以暂时转移注意力，把视线转向窗外，使眼睛及身体其他部位适时地获得松弛，从而暂时缓解眼前的压力。也可以起身走动，暂时避开紧张的气氛。如在胡思乱想时，找一本有趣的能吸引人的书来读，或从事紧张的体力劳动，忘却痛苦的事情。这样就可以防止因胡思乱想产生的其他病症，同时也可增强适应能力。

（五）建立规律的活动和睡眠习惯

多休息是减轻抑郁障碍的一剂良方。这可能不易办到，因为紧张常使人难以入眠，睡眠愈少，情绪将愈紧绷，这更有可能发病，因为此时的免疫系统已变得很脆弱。

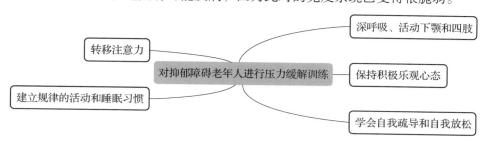

图 4-28 对抑郁障碍老年人进行压力缓解训练内容

二、老年人抑郁障碍心理干预（护理）的主要措施

（一）个案工作方法

1. 对抑郁障碍老年人进行心理调适

帮助抑郁障碍老年人激发其自我效能感。如果能激发抑郁障碍老年人战胜认知和情绪问题的自我效能感，帮助其树立战胜认知和情绪问题的信心，将会对抑郁障碍问题的治愈起到事半功倍的效果。

2. 对抑郁障碍老年人进行积极心理暗示训练

有研究表明，老年人在接受积极心理暗示的心理护理后，在躯体化、人际关系敏感、抑郁、焦虑、恐怖等各因子的得分普遍偏低。也就是说，给老年人积极的心理暗示可以改善老年人的心理健康状况。因此，对抑郁障碍老年人进行积极心理暗示，让他们对自己说"没有问题""我能行"等这样积极的心理暗示语言，可以有效减缓抑郁障碍老年人的症状。

3. 认知行为疗法

认知行为疗法是一种常见的处理认知和情绪问题的干预方法，可以用来解决多种多样的情绪问题，特别是用来治疗抑郁症。

认知行为疗法并不适用于所有抑郁症的老年人。

（1）认知行为疗法适用范围如图 4–29 所示。

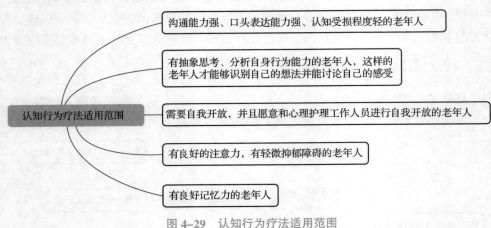

图 4–29　认知行为疗法适用范围

① 适用于沟通能力强、口头表达能力强、认知受损程度轻的老年人。

② 适用于有抽象思考、分析自身行为能力的老年人，这样的老年人才能够识别自己的想法并能讨论自己的感受。

③ 适用于需要自我开放，并且愿意和心理护理工作人员进行自我开放的老年人。

④ 适用于有良好注意力的老年人和轻微抑郁障碍的老年人，因为老年人要识别出在

什么情况下会引发痛苦的想法和情绪，并能在以后的生活中能有效识别出这些不良情绪。有严重抑郁的老年人可能在治疗活动中做不到集中注意力，不能把治疗过程中学到的东西内化。因此，有严重抑郁症的老年人不适合认知行为疗法。

⑤ 适用于有良好记忆力的老年人。这样才能把治疗过程中学到的东西内化。

（2）不适用认知行为疗法的老年人。

① 有严重记忆力问题的老年人不适用认知行为疗法。

② 有自杀意念的老年人不适用认知行为疗法。

③ 酗酒或吸毒的老年人不适用认知行为疗法，因为酗酒或吸毒会干扰老年人正常的认知功能。

（3）认知行为疗法实施过程。

① 准备阶段。心理护理人员在准备阶段会和老年人探讨抑郁障碍的病因、症状等，会和老年人解释认知行为疗法的知识，目的是让抑郁障碍的老年人认识自我在心理护理过程中的角色，同时也考虑认知行为疗法是否适合老年人。

② 共同识别阶段。一旦心理护理人员和老年人决定继续使用认知行为疗法，就需要双方互相协作。

③ 改变阶段。当老年人认识到事件、想法和感受之间的联系后，他们就能识别和矫正自己在认知上的扭曲观点。在认知行为疗法的认知改变阶段，通常采用刺激控制和行为预演两种行为技术。刺激控制是指重新安排、消灭或尽量减少带来困扰的刺激。行为预演是指学习和演练新的行为模式，以应对有问题的老情形。认知行为疗法改变阶段的行为技术如图 4-30 所示。

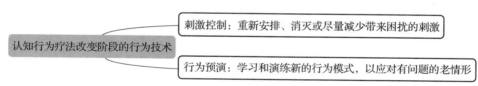

图 4-30　认知行为疗法改变阶段的行为技术

④ 巩固和结束阶段。在认知行为疗法的最后阶段，不仅仅是结束助人的关系，而且是心理护理人员跟老年人一起回顾他所取得的进步，帮助老年人识别情绪中的优势，巩固老年人在治疗过程中发生的改变。

4. 系统脱敏疗法

通常抑郁障碍老年人会出现紧张、焦虑、社会功能退缩、害怕上街、害怕坐公交车等症状，此时用系统脱敏疗法对老年人是最有效的。但通常系统脱敏疗法是专业的心理治疗方法，在操作时要注意抑郁障碍等级的建立。

系统脱敏疗法流程如图 4-31 所示。

（1）心理护理人员与老年人沟通，并征得其同意后实施系统脱敏疗法。

（2）建立抑郁障碍等级。

（3）进行放松训练。

（4）分级脱敏训练。

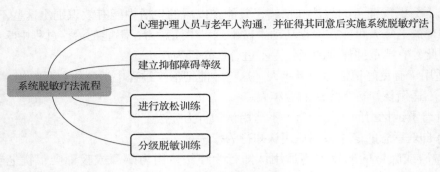

图 4-31 系统脱敏疗法流程

5. 模仿学习疗法

模仿学习疗法通常采用影视录像、听录音、由护理人员亲自做示范等方式，具体见图4-32。

（1）生活示范。

由示范者演示适当行为，让抑郁障碍老年人观察，观察几次后，让老年人重复示范者的行为，并对之进行强化。

（2）象征性的示范

可以采用相关的电影和录像、图画、游戏等为老年人进行示范，并对老年人的模仿行为进行强化。还可以采用象征性的示范，即自我示范，将抑郁障碍老人的行为和别人的行为录下，让其观察采用不同方式行事的结果并进行自我强化。

（3）角色扮演。

由心理护理人员预先设计一个情景，心理护理人员和抑郁障碍老人一起扮演该情景中的不同角色，通过这样的特定情景的人际互动及对后果的学习，让老年人明白什么样的行为方式是更合理有效的。

（4）参与示范，心理护理人员亲自参与演示行为，引导老年人改变行为。

（5）内隐示范。通过心理护理人员的描述，老年人通过想象、思考等来改变当前不良行为，以达到目标行为。

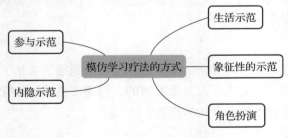

图 4-32 模仿学习疗法的方式

6. 缅怀往事疗法

缅怀往事疗法适用范围：

（1）适用于抑郁障碍的老年人，缅怀往事会唤起老年人的正面情绪，对他们缓解抑郁、平息焦虑有积极作用。

（2）适用于有轻微抑郁障碍的老年人，不适用于有严重认知问题的老年人。

7. 人生回顾疗法

人生回顾疗法的目的、流程参见焦虑障碍老年人心理护理措施。

8. 运用优势视角和增能理论给抑郁障碍老年人增能

优势视角（Strengths Perspective，又称为能力视角）认为，每个个体、群体、组织和社区都有内在能力，都有天赋、知识、社会支持和资源。它强调任何过程都要重视服务对象的优势，即要善于发现服务对象的优势和资源，勇敢面对生命中的挫折和不幸。每个个体都有自己的优势，只不过在遭遇了人生中的不幸事件时，自身的优势被无限放小，而负面的情绪和弱势则被无限放大，使个体陷入痛苦之中。

（二）小组工作方法

1. 动机激发小组

（1）动机激发小组的动机。

为了帮助老年人树立自尊，重新把握自己的生活。

（2）小组组员资格（适用老年人）。

① 有一定语言能力的抑郁障碍的老年人。

② 能积极参加小组活动。

（3）小组活动周期：动机激发小组每周举办一次活动，小组活动共 5~12 次。

（4）小组活动内容如图 4-33 所示。

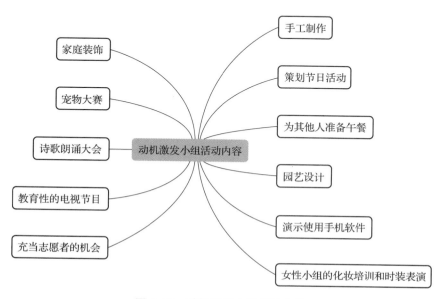

图 4-33　动机激发小组活动内容

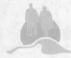

2. 支持性小组

（1）小组组员资格（适用老年人）。

① 参加小组活动的老年人情绪要稳定。

② 能听进别人说的话。

③ 有轻度认知情绪问题的老年人。

④ 不愿谈论感受的老年人不适合参加。

（2）小组活动周期：支持性小组每天一般活动 1~2 次。

（3）小组活动内容：成功的支持性小组都是为了构建温暖的、相互尊重的小组氛围，鼓励小组成员大胆讲出自己的"故事"。通过这些"故事"可以发现情绪悲伤的老年人的内向、痛苦、失落、愤怒等问题，同时找到应对方法来解决这些问题。

3. 现实辨识小组

（1）小组组员资格（适用老年人）。

① 有轻度到中度思维混乱的老年人。

② 记忆力部分丧失的老年人。

③ 有一定认知功能的老年人。

④ 有弄清时间、方位定向动机的老年人。

（2）小组活动周期：现实辨识小组一般每天组织活动 1~2 次，每次 30 分钟。

（3）小组活动内容如图 4-34 所示。活动目的是刺激老年人的感觉系统，如制作艺术品、听音乐、简单智力游戏等。

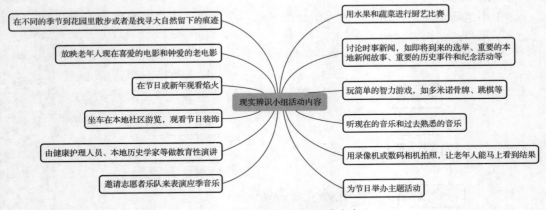

图 4-34 现实辨识小组活动内容

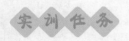 实训任务

一、场地及设施要求

空旷教室，教室宽敞明亮、干净整洁，配有窗帘、可移动拼装桌椅和大屏幕等多媒体设备，以及胶带、白纸、画笔等实训课用品。

二、实训人员分组

运用滚雪球、寻找有缘人等分组方法把学生按实训项目要求分成多个小组，每组8~10人。每组寻找团队负责人，负责带领自己小组完成项目目标。

三、项目（案例）分析

1. 案例呈现

梁婆婆，65岁，退休工人，文化程度不高。她性格内向，一生经历坎坷，多次相亲后，终于在28岁结婚。她婚后育有一女，但好景不长，丈夫另觅新欢，为了孩子，梁婆婆没有选择离婚。她进入老年期以后，丈夫又突发心脑血管病离世。雪上加霜的是，唯一的女儿又因意外离世。从此，梁婆婆变得彻夜难眠，吃不下饭，喜欢独处，精神萎靡，情绪低落，忧郁沮丧，不愿与人交往，经常一个人暗自落泪。她思维变得迟钝，记忆力也明显下降。

2. 教师提出问题

教师引导学生了解并分析案例情景，结合案例材料，运用学过的知识判断案例中这位老年人的问题说明了什么？

3. 情景模拟

每组在组长的带领下，进行情景模拟。

四、参考答案

1. 需求问题分析

首先对老年人及其家属进行评估，包括生理评估与心理评估，主要了解老年人的基本情况。然后对案例中的梁婆婆进行生理评估：变得成夜失眠、吃不下饭；心理评估：喜欢独处，精神萎靡、情绪低落，忧郁沮丧，不愿与人交往，经常一个人暗自落泪。思维变得迟钝，记忆力也明显下降。

2. 对问题进行预估

分析案主及其家人目前所面临的问题。

3. 心理（护理）干预

运用激发自我效能感、心理暗示、认知行为疗法等个案工作方法，动机激发小组、缅怀往事疗法等小组工作方法对抑郁老人进行干预。

运用治疗性沟通等技巧与服务对象建立良好的互动关系；运用个案工作方法，对老年人进行情绪调适，通过积极关注、安慰、支持与疏导进行情绪调节；从优势视角和增能理论视角为服务对象增能；运用小组工作方法，让服务对象参加动机激发小组；为服务对象构建社会支持系统，取得家庭和社会的支持。建议家属保证老年人的居住环境干净舒适，督促老年人养成良好的生活方式，如减少睡前活动、避免睡前兴奋、多听听音乐等。给老年人提供专业的知识，提高其对认知兴趣问题的认知，支持、鼓励老年人及其家人树立战胜障碍的信念；提供健康指导，给予老年人心理上的支持，耐心倾听老年人的倾诉，利用共情等方法安慰老年人；提供思考和处理问题的方法，帮助老年人渡过困境，提高应对问题的能力。建议患病老年人养成良好的生活方式，通过支持与鼓励、倾听和积极关注、说明与指导、控制与训练的运用，帮助老年人积极适应外在环境。构建老年人的家庭支持系统，引导家属给予老年人更多的关心，尤其是精神上的理解与关爱，理解他们的痛苦，在和老年人交流沟通中注意自己的言行方式，有必要的话，可以改变自己当下的一些行为。

五、分组汇报

按分组写出汇报提纲，并进行优缺点分析和可行性分析。教师对各小组的汇报进行评价，鼓励学生从多个角度思考、分析和解决问题，注重方案的切实可行性。

六、互评与总结

在教师引导下，各小组互评（优点与不足），教师做总结性评价。

通过这一系列过程，运用所学内容，提高学生的学习兴趣和积极性。这种"做中教、做中学"的教学模式，能够加深学生对知识的理解，提高学生对技能掌握的效率。后期训练能够进一步加深学生对知识的理解与掌握，提升学生的服务技能。同时，也增强了学生的学习兴趣和积极性，对学生做好老年人的心理护理工作具有重要作用。

任务三

阿尔茨海默病及其护理

【知识目标】

◇ 掌握阿尔茨海默病的概念、发病特点、认知特点、情绪特点、身体特点，进行诊断并给予相应护理。

◇ 熟悉阿尔茨海默病的早期征兆和与患者进行有效沟通的方法。

◇ 了解老年心理障碍的相关学科领域、心理障碍的发展历史及其相关知识。

【能力目标】

◇ 通过学习阿尔茨海默病的概念、发病特点、认知特点、情绪特点、身体特点等知识，可以和阿尔茨海默病患者进行有效沟通，并进行有效护理。

【素质目标】

◇ 积极关注阿尔茨海默病，正确看待阿尔茨海默病。
◇ 自觉尊重、关爱阿尔茨海默病患者，让他们获得心理支持。
◇ 形成注重老年人智力训练和阿尔茨海默病康复训练的意识。

【思维导图】

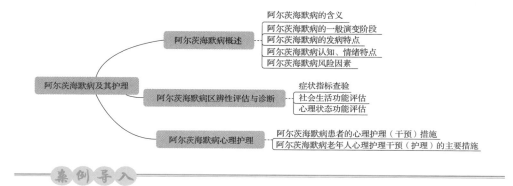

案例导入

　　李奶奶，71岁，小学教师，退休后住在某养老院，虽然不太合群，但与其他老年人相处得也不错，自己的事情可以自己做，基本上不用帮忙。但后来她突然变得丢三落四、老忘事，有时出门忘记回来的路，找不到房门；有时情绪低落，谁也不理会；有时感觉有人在叫她的名字并回应人家，常常答非所问，语无伦次；有时候醒得特别早；有时候一晚上不睡觉。

　　请问：李奶奶怎么了？

　　随着年龄的增长，人们的生理器官逐渐老化变异，在老年期面临着经济、养老、孤独、疾病、死亡等方面的困扰，有老年性认知和情绪问题的老年人呈逐年上升趋势。阿尔茨海默病已成为当今亟待解决的社会问题。阿尔茨海默病主要表现为记忆力快速下降、认知功能障碍。2010年全球阿尔茨海默病患者达3 560万。预计每20年全球患病人数将翻倍，2030年将达到6 570万，2050年将达到11 540万。

　　通过本项目的学习，能够让学生依据阿尔茨海默病的早期表现，掌握阿尔茨海默病的发病规律、特点及护理措施，并展开有效的护理训练，预防或延缓阿尔茨海默病的发生和发展，提高老年人晚年的生活质量。

　　针对以上案例，你需要完成的任务是：

　　子任务一：熟悉并掌握阿尔茨海默病概述

　　子任务二：熟悉并掌握阿尔茨海默病的区辨性评估与诊断

　　子任务三：熟悉并掌握阿尔茨海默病的心理护理

子任务一　阿尔茨海默病概述

一、阿尔茨海默病的含义

阿尔茨海默病（Alzheimer Disease，AD），又称老年痴呆症。多起病于老年期，表现为记忆障碍、失语、失用、失认、视空间技能损害、执行功能障碍以及人格和行为改变等。临床上以认知功能损害为主。病程一般为 10~20 年。潜隐起病，病程缓慢且不可逆。

二、阿尔茨海默病的一般演变阶段

阿尔茨海默病是一种进行性发展的疾病，通常根据病情严重程度和各种阿尔茨海默病症状的演变，大致划分为三个连续的阶段：早期（遗忘期）、中期（混乱期）、晚期（极度痴呆期）。但三个时期的症状并无明确的界限，各期症状均有交叉重叠部分。并不是每位阿尔茨海默病患者都会经历以上三个时期，而且每位患者的症状表现也各不相同。阿尔茨海默病的一般演变阶段如图 4-35 所示。

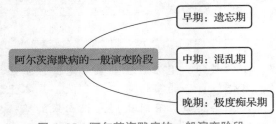

图 4-35　阿尔茨海默病的一般演变阶段

1. 早期：遗忘期

阿尔茨海默病早期表现为记忆力下降，工作能力下降，丢三落四，刚刚走过的路就记不住，情绪不稳，易发怒，攻击性增强，对日常活动丧失兴趣，但还是保持着独立生活的能力。

2. 中期：混乱期

阿尔茨海默病中期表现为记忆力严重下降，无法胜任工作，近期发生的事情几乎记不住，会忘记刚刚吃过什么饭，记不清年月日，甚至连生活中的重大事件也回忆不起来，判断力、理解力、计算力都明显下降，严重时不认识朋友，甚至不认识亲人，或无目的地东走西逛或捡拾垃圾，肢体活动不灵活。中期阿尔茨海默病患者除吃饭、穿衣及大小便等基本的生活可以自理外，其余生活均需要别人帮助。

3. 晚期：极度痴呆期

阿尔茨海默病晚期表现为极度明显的痴呆状态，表情呆滞、淡漠，多卧床，无法进行正常谈话，语言支离破碎，有的走路不稳，东倒西歪或肢体挛缩。晚期阿尔茨海默病患者生活完全不能自理。

三、阿尔茨海默病的发病特点

阿尔茨海默病潜隐起病，发病缓慢且不可逆、思维日渐混乱、智力渐失、认知功能损伤、丧失做熟悉事情的能力，如图 4-36 所示。

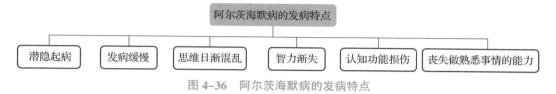

图 4-36　阿尔茨海默病的发病特点

四、阿尔茨海默病认知、情绪特点

阿尔茨海默病认知、情绪特点如图 4-37 所示。

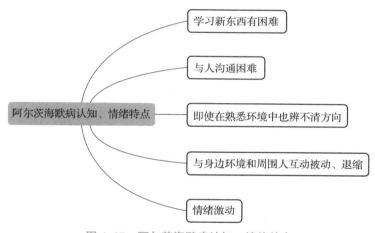

图 4-37　阿尔茨海默病认知、情绪特点

五、阿尔茨海默病风险因素

阿尔茨海默病的发病风险因素如图 4-38 所示。

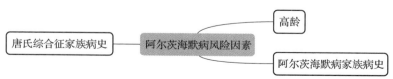

图 4-38　阿尔茨海默病风险因素

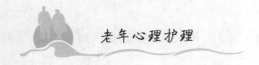

子任务二　阿尔茨海默病区辨性评估与诊断

由于阿尔茨海默病与老年人的身体健康状况、心理情绪状态、社会功能、日常生活能力等因素有很强的关联性，因此要区辨阿尔茨海默病则需要对老年人的日常生活能力、社会功能等因素进行基础性评估。通常从生理、心理、社会生活等方面的指标来对阿尔茨海默病进行评估、诊断。

一、症状指标查验

（一）阿尔茨海默病早期症状

阿尔茨海默病早期症状如图 4-39 所示。

1. 思维判断困难

思维贫乏，缺乏创造性，综合分析能力减退，抽象思维困难，分不清主次，甚至不能理解基本常识。日常生活能力减退，不能胜任原来熟悉的工作。

2. 语言障碍

语言障碍表现为有明显的找词困难，不记得常用物品的名称和朋友的名字，与此同时出现错语。

3. 定向力障碍

对时间、地点的定向力发生障碍，不知道今天是几月几日，自己身在何处，外出经常迷路。

4. 人格和行为异常

性格表现为自私、狭隘，对人冷酷无情，情感淡漠，行为退缩，兴趣缺乏，意志衰退，无主动性和进取性，注意力涣散。

5. 情绪改变

变得急躁、多疑、顽固、易怒和冲动。

6. 行为异常

表现为整天呆坐，变得不修边幅、生活懒散或无目的外出，流落街头，夜间无故吵闹而影响家人休息。

7. 记忆力减退、判断力受损、计算力减退

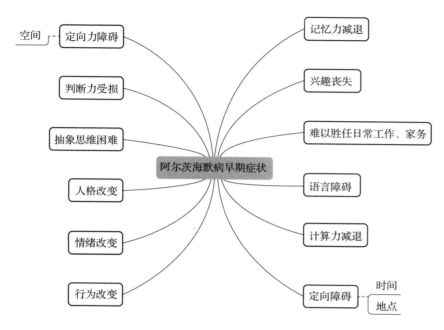

图 4-39 阿尔茨海默病早期症状

二、社会生活功能评估

通常用以下测评工具对社会生活功能进行评估。

（一）日常生活能力量表

日常生活能力量表测评的是老年人完成基本生活自理事宜的能力，如进食、走动、移位、洗澡、穿衣、梳洗等。

（二）工具性日常生活能力量表

工具性日常生活能力量表测评的仍然是日常生活能力，只是有更高的要求，如拨打电话、做饭、购物、做家务、独自使用交通工具出行、服药、财务管理等。

（三）社会功能评估

对阿尔茨海默病患者的社会功能进行测评的目的是确定其是否有自认为能够调动的社会支持，重点关注患者的生活方式、参与活动的动机、获得社会支持的感知能力。常用的是肖水源教授的社会支持评定量表，包括客观支持、主观支持、社会支持的利用度三个方面。

三、心理状态功能评估

心理状态功能评估通常使用简易精神状态量表（表4-1）。

阿尔茨海默病通常表现为认知功能改变，记忆功能不断恶化，日常生活能力进行性减退，并有各种神经精神症状和行为障碍。阿尔茨海默病尚无根治的方法，因此，对疑似患有阿尔茨海默病的老年人进行筛查和早期诊断就特别重要。家人可以对老年人用一些简易量表进行初步的测定，以便被怀疑为阿尔茨海默病的老年人尽早到医院进行诊断、治疗。

简易精神状态量表或称简易精神状态检查表（Mini-Mental State Examination, MMSE），是由 Folstein 等人于 1975 年编制的，经常作为认知障碍检查方法，可以用于阿尔茨海默病的筛查，简单易行。简易精神状态量表经常需要和其他测评工具一起使用才能准确确定阿尔茨海默病。

表 4-1　简易精神状态量表

题号	检查内容	记分	项目号
1	现在是哪一年？	□	1
2	现在是什么季节？	□	2
3	现在是几月份？	□	3
4	今天是几号？	□	4
5	今天是星期几？	□	5
6	我们现在是在哪个国家？	□	6
7	我们现在是在哪个城市？	□	7
8	我们现在是在哪个城区？	□	8
9	这里是哪个医院（胡同）？	□	9
10	这里是第几层楼（门牌号是多少）？	□	10
11	我告诉您三样东西，在我说完之后请您重复一遍它们的名字："树""钟""汽车"。请您记住，过一会儿我还要您回忆出它们的名字。	树 □ 钟 □ 汽车 □	11 12 13
12	请您算算下面几组算术： 100-7= ？ 93-7= ？ 86-7= ？ 79-7= ？ 72-7= ？	□ □ □ □ □	14 15 16 17 18
13	现在请您说出刚才我让您记住的那三种东西的名字。	树 □ 钟 □ 汽车 □	19 20 21
14	（出示手表）这个东西叫什么？	□	22
15	（出示铅笔）这个东西叫什么？	□	23
16	请您跟我说"如果、并且、但是"。	□	24

题号	检查内容	记分	项目号
17	我给您一张纸，请您按我说的去做，现在开始用右手拿着纸，用两只手将它对折起来，放在您的左腿上。	☐ ☐	25 26
18	请您念念这句话，并按上面的意思去做："闭上您的眼睛"。	☐	28
19	请您给我写一个完整的句子。	☐	29
20	（出示图案）请您按这个样子把它画下来。 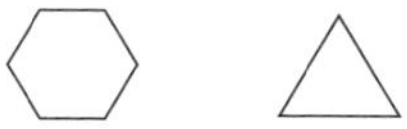 ⬡ △	☐	30

子任务三 阿尔茨海默病心理护理

一、阿尔茨海默病患者的心理护理（干预）措施

阿尔茨海默病患者在药物辅助治疗的同时，更要重视心理护理，同时对阿尔茨海默病患者进行缓解压力训练。心理护理人员通过观察阿尔茨海默病患者的行为表现和情绪反应，有意识地对他们进行心理健康教育，教给阿尔茨海默病患者一些缓解心理压力的小方法，如图4-40所示。

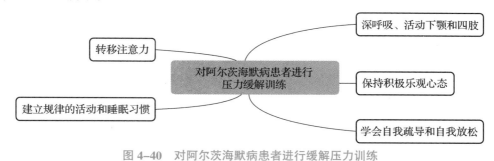

图4-40 对阿尔茨海默病患者进行缓解压力训练

为了预防阿尔茨海默病，可以进行简易运动训练，方法如图4-41所示。

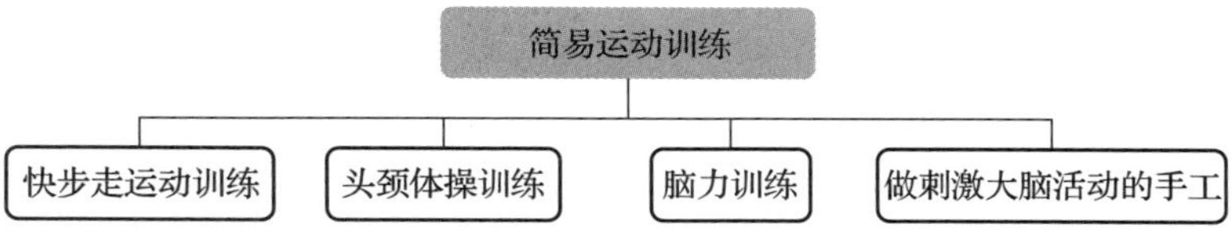

图4-41 简易运动训练

1. 快步走运动训练

快步走运动可以提高氧气摄取量，每天坚持快步走一小时，对预防阿尔茨海默病有显著的效果。

2. 头颈体操训练

实施头颈左右旋转运动，有预防阿尔茨海默病的功效。

3. 脑力训练

经常使用手指旋转钢球或胡桃，或用双手伸展握拳运动，以及制图、打字，用手指弹奏乐器等都可以增加大脑灵活性，延缓脑神经细胞老化，预防阿尔茨海默病。

4. 做刺激大脑活动的手工

如手工艺、雕刻、剪纸等手工活动能有效地按摩大脑，预防阿尔茨海默病。

二、阿尔茨海默病老年人心理干预（护理）的主要措施

（一）个案工作方法

1. 对阿尔茨海默病患者进行心理调适

帮助阿尔茨海默病患者激发自我效能感，班杜拉在1982年提出了自我效能理论，认为自我效能感是指"人们对自身能否利用所拥有的技能去完成某项工作行为的自信程度"，即个人对自己完成某项工作能力的主观评估。评估的结果如何，将直接影响一个人的行为动机。如果能激发阿尔茨海默病患者战胜认知和情绪问题的自我效能感，帮助其树立战胜认知和情绪问题的信心，将会对阿尔茨海默病的治愈起到事半功倍的效果。

2. 对阿尔茨海默病患者进行积极心理暗示训练

有研究表明，老年人在接受积极心理暗示的心理护理后，在躯体化、人际关系敏感、抑郁、焦虑、恐怖等各因子的得分普遍偏低。也就是说，老年人的暗示性更强，给老年人积极的心理暗示可以改善老年人的心理健康状况。因此，对阿尔茨海默病患者进行积极心理暗示，让他们对自己说"没有问题""我能行"等积极的心理暗示语言，可以有效减缓阿尔茨海默病的症状。

3. 验证疗法

20世纪60年代，老年社会工作者奥米·费尔（Naomi Feil）使用验证疗法和阿尔茨海默病患者进行沟通。

（1）验证疗法假设：即使老年人所说的东西对任何人来说都没有什么意义，但是老人每次都是在试图与照顾者和其他人沟通。

（2）验证疗法含义：验证疗法不会试图引导谵妄老人建立他们的时间感和方位感，而是尊重头脑混乱的阿尔茨海默病患者眼中的现实世界，运用其现实世界观而非照顾者的现实世界观去理解阿尔茨海默病患者，明白他试图传达的信息。

（3）验证疗法原则。

① 运用验证疗法，照护者不会去和阿尔茨海默病患者争论，不会力图引导阿尔茨海默病患者去辨别时间和方位，而是认为试图退回阿尔茨海默病患者的另一阶段可能会重建痴呆老人的安全感和保障感。

② 验证疗法不会去强化或消除带来麻烦或苦恼的行为，而是接受这些行为，并把它当成阿尔茨海默病患者的某种需求、感受等并与他们进行沟通。

③ 验证疗法的关注点在于保持与阿尔茨海默病患者的沟通，而不是聚焦在阿尔茨海默病患者损伤的认知能力上。

4. 缅怀往事疗法

缅怀往事疗法适用范围：

（1）适用于阿尔茨海默病患者，缅怀往事会唤回其正面情绪。

（2）适用于有一定认知功能的轻微阿尔茨海默病患者，不适用于有严重认知问题的老年人。

5. 人生回顾疗法

人生回顾疗法的目的和流程参见焦虑障碍老年人心理护理措施。

6. 用舒格表格记忆法

在阿尔茨海默病早期，使用一些辅助记忆的方法，可以帮助老年人更容易记住周围的事物，同时可以避免进入神志混乱的状态。如运用舒格表格记忆法增强老年人记忆力。

7. 模仿学习疗法

模仿学习疗法方式如图 4-42 所示。

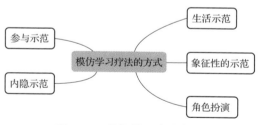

图 4-42 模仿学习疗法方式

（二）小组工作方法

1. 动机激发小组

（1）动机激发小组的动机。

为了帮助老年人树立自尊心、重新把握自己的生活。

（2）小组组员资格（适用老年人）。

① 有一定语言能力、认知功能的阿尔茨海默病患者。

② 能积极参与小组活动。

（3）小组活动周期：动机激发小组每周举办一次活动，小组活动共 5~12 次。

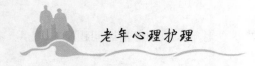

（4）小组活动内容，如图4-43所示。

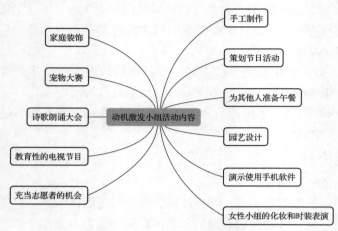

图4-43　动机激发小组活动内容

2. 支持性小组

（1）小组组员资格（适用老年人）。

① 参加小组活动的老年人情绪要稳定。

② 能听进别人说的话。

③ 有轻度认知情绪问题的老年人。

④ 不愿谈论感受的老年人不适合参加。

（2）小组活动周期：支持性小组每天一般活动1~2次。

（3）小组活动内容。

成功的支持性小组的目的都是构建温暖的、相互尊重的小组氛围，鼓励小组成员大胆讲出自己的"故事"。通过这些"问题"可以发现情绪悲伤的老年人的内向、痛苦、失落、愤怒等问题，同时找到应对方法来解决这些问题。

3. 现实辨识小组

（1）小组组员资格（适用老年人）。

① 有轻度到中度思维混乱的老年人。

② 记忆力部分丧失的老年人。

③ 有一定认知功能的老年人。

④ 适用于阿尔茨海默病早期患者。

⑤ 有弄清时间、方位定向动机的老年人。

（2）小组活动周期：现实辨识小组每天一般活动1~2次，每次30分钟。

（3）小组活动内容。

活动目的是刺激老年人的感觉系统，如制作艺术品、听音乐、简单智力游戏等，如图4-44所示。

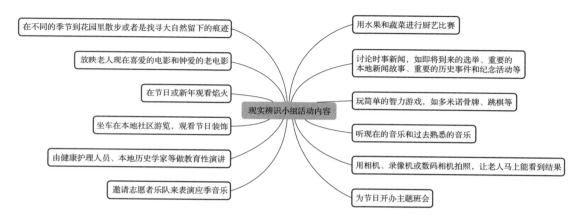

图 4-44 现实辨识小组活动内容

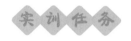

一、场地及设施要求

空旷教室，教室宽敞明亮、干净整洁，配有窗帘、可移动拼装桌椅和大屏幕等多媒体设备，以及胶带、白纸、画笔等实训课用品。

二、实训人员分组

运用滚雪球、寻找有缘人等分组方法把学生按实训项目要求分成多个小组，每组8~10人。每组寻找团队负责人，负责带领自己小组完成项目目标。

三、项目（案例）分析

1. 案例呈现

李奶奶，71岁，小学教师，退休后住在某养老院，虽然不太合群，但与其他老年人相处得也不错，自己的事情可以自己做，基本上不用帮忙。但后来她突然丢三落四、老忘事，有时出门忘记回来的路，找不到房门；有时情绪低落，谁也不理会；有时感觉有人在叫她的名字并回应人家，常常答非所问，语无伦次；有时候醒得特别早，有时候一晚上不睡觉。

2. 教师提出问题

教师引导学生了解并分析案例情景，结合案例材料，运用学过的知识判断。案例中李奶奶的问题说明了什么？

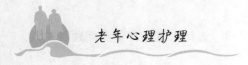

3. 情景模拟

每组在组长的带领下，进行情景模拟。

四、参考答案

1. 需求问题分析

案例中的李奶奶，开始总是丢三落四、老忘事，后来忘记回家的路，现在连自己是谁都不知道了，生活完全不能自理，只有靠专人照护。情绪也极不稳定，语无伦次等。

2. 对问题进行预估

分析案主及其家人目前所面临的问题。

3. 心理（护理）干预

运用个案工作方法、小组工作方法、社会支持工作方法对阿尔茨海默病患者进行干预。运用治疗性沟通等技巧和服务对象李奶奶建立良好的互动关系；运用个案工作方法，对李奶奶进行情绪调适，通过积极关注、安慰、支持与疏导进行情绪调节；从优势视角和增能理论视角给服务对象增能；运用小组工作方法，让服务对象参加动机激发小组；为服务对象构建社会支持系统，取得家庭和社会的支持；建议家属保证老年人的居住环境干净舒适，督促老年人养成良好的生活方式，如减少睡前活动，避免睡前兴奋，多听听音乐等。

五、分组汇报

各小组写出汇报提纲，并进行优缺点分析和可行性分析。教师对各小组的汇报进行评价，鼓励学生从多个角度思考、分析和解决问题，注重方案的切实可行性。

任务四

老年谵妄及其护理

【知识目标】

◇ 掌握谵妄老人的发病特点、认知、情绪特点、诊断标准及心理护理技巧。

◇ 熟悉谵妄老人的早期征兆和与患者进行有效沟通的方法。

◇ 了解老年谵妄风险因素。

【能力目标】

◇ 运用所学的谵妄老人的护理技巧，学会护理谵妄老人的技能。

【素质目标】

◇ 积极关注谵妄，树立正确看待谵妄的观念。

◇ 自觉尊重、关爱谵妄老人，让他们获得心理支持。

◇ 形成注重老年人智力训练和谵妄老人康复训练的意识。

【思维导图】

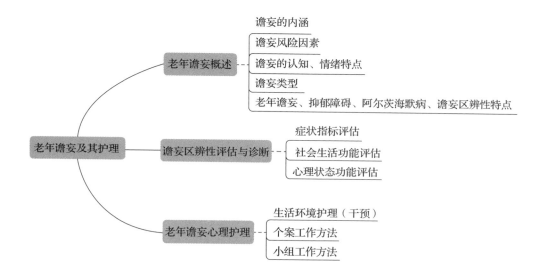

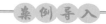

　　78 岁的田爷爷和老伴田奶奶一起生活，二老平日神智正常，可独立生活，两人育有一个儿子，儿子未和田爷爷夫妇一起生活。有一天田爷爷发烧、咳嗽，被送到医院急诊，退热后第二天，田爷爷突然不认识家人了并伴有睡眠倒错、情绪烦躁，时间和空间定向力差，计算力下降等症状，反复说有人要害他。

　　请问：田爷爷遇到了什么问题？

针对以上案例，你需要完成的任务是：

子任务一：熟悉并掌握老年谵妄概述

子任务二：熟悉并掌握老年谵妄的区辨性评估与诊断

子任务三：熟悉并掌握老年谵妄的心理护理

子任务一　老年谵妄概述

一、谵妄的内涵

谵妄又被称为逆转性痴呆症，大多数谵妄老人起病快，通常会出现认知功能改变、意识障碍、记忆障碍、注意力障碍、感知觉障碍、行为紊乱、易激惹、睡眠障碍、缄默等症状。谵妄起病迅速、谵妄症状持续时间长短不一，谵妄状态一般是夜间加重，大多数可能很快缓解，待症状缓解、意识恢复后，对出现过的谵妄症状会遗忘或部分遗忘。

二、谵妄风险因素

谵妄风险因素如图 4-45 所示。

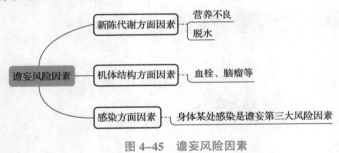

图 4-45　谵妄风险因素

三、谵妄的认知、情绪特点

谵妄的认知、情绪特点如图 4-46 所示。

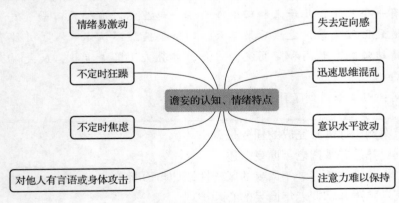

图 4-46　谵妄的认知、情绪特点

四、谵妄类型

谵妄类型如图 4-47 所示。

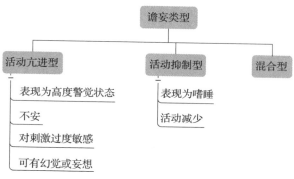

图 4-47 谵妄类型

1. 活动亢进型

通常表现为高度警觉状态，不安，对刺激过度敏感，产生幻觉或妄想。

2. 活动抑制型

表现为嗜睡及活动减少，此类型在老年人中较常见，因症状不易被察觉，常被漏诊。

3. 混合型

谵妄须与抑郁状态和痴呆鉴别，前者表现为情绪、心境低落，至少持续两周；后者为慢性渐进性改变，病情均无明显波动。

五、老年谵妄、抑郁障碍、阿尔茨海默病、谵妄区辨性特点

老年谵妄、抑郁障碍、阿尔茨海默病、谵妄区辨性特点见表 4-2。

表 4-2 老年谵妄、抑郁障碍、阿尔茨海默病、谵妄区辨性特点

	老年谵妄	抑郁	阿尔茨海默病	谵妄
症状	持续地精神紧张、不安全感、担忧	情绪低落、自我对话、饮食睡眠紊乱	时间感丢失、方位感丢失、记东西有困难、辨识不出人	失去定向感、情绪易波动、精神错乱
发病特点	与特定的情景有关，突然发病	轻微记忆力丧失、发病缓慢	发病缓慢、丧失日常工作能力、头脑日渐混乱	突然发病、术后功能恶化
认知、情绪特点	过于忧虑、情绪易激动、不合理思维、心烦意乱等	轻微记忆力丧失、易激惹、持续悲哀、有负罪感和无望感	社会沟通有困难、即使在熟悉环境中也不能辨别方向；患者会被动、退缩；情绪激动	意识不清、失去定向感、注意力难以保持、情绪激动、老年谵妄
风险因素	遗传等生物学因素、认知情绪等心理因素、经济等社会因素	家族遗传史、服用药物的副作用、低收入等	唐氏综合征家族史、阿尔茨海默病家族史、高龄	健康状况差、服用多种药物

子任务二　谵妄区辨性评估与诊断

由于老年谵妄障碍与老年人的身体健康、心理情绪状态、社会功能、日常生活能力等因素有很强的关联性，因此要区辨谵妄障碍则需要对日常生活能力、社会功能等因素进行基础性评估，心理护理人员最常做的是基础性评估，通常从生理、心理、社会生活等方面的指标来对谵妄进行评估、诊断。谵妄评估方法如图 4-48 所示。

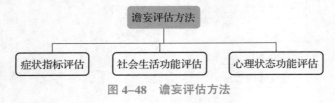

图 4-48　谵妄评估方法

一、症状指标评估

根据美国《精神疾病诊断与统计手册》（第四版）（DSM-Ⅳ-TR）的诊断标准，谵妄老人通常会出现认知功能改变、意识障碍、记忆力障碍、注意力障碍、易激惹、嗜睡、缄默等症状，具体如图 4-49 所示。

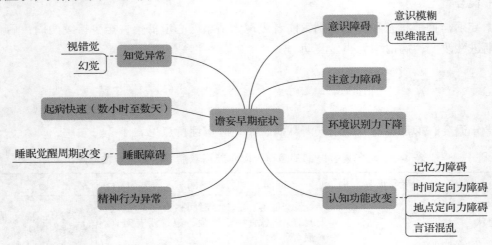

图 4-49　谵妄早期症状

（1）意识障碍（意识模糊、思维混乱）。

（2）注意力障碍和环境识别力下降。

（3）认知功能改变（记忆力障碍、时间定向力障碍、地点定向力障碍、言语混乱）。

（4）知觉异常（如视错觉、幻觉）。

（5）快速起病（数小时至数天），病情在一天内起伏变化。

（6）睡眠障碍（包括睡眠觉醒周期改变）和精神行为异常。

二、社会生活功能评估

通常用以下测评工具对社会生活功能进行查验：

（一）日常生活能力量表

日常生活能力量表测评的是老年人完成基本生活自理事宜的能力，如进食、走动、移位、洗澡、穿衣、梳洗等。

（二）工具性日常生活能力量表

工具性日常生活能力量表测评的是日常生活能力，只是有更高的要求，如拨打电话、做饭、购物、做家务、独自使用交通工具出行、服药、财务管理等。

（三）社会功能测评

对谵妄老人的社会功能进行测评的目的是确定其是否有自认为能够调动的社会支持，重点关注老年人的生活方式、参与活动的动机、获得社会支持的感知能力。社会功能测评常用的是肖水源教授的社会支持评定量表，包括客观支持、主观支持、社会支持的利用度三个方面。

三、心理状态功能评估

国际上通常采用由美国 Inouye 教授编制的谵妄诊断量表（The Confusion Assessment Method，CAM）对谵妄进行区辨性诊断。在我国，通常采用修订版谵妄量表分析系统（CAM Chinese Reversion，CAM-CR）进行区辨性诊断。

谵妄诊断量表通常对谵妄老人的注意力障碍、思维障碍、意识障碍、知觉障碍、记忆力减退、定向障碍、睡眠觉醒周期等方面进行评估。

子任务三 老年谵妄心理护理

一、生活环境护理（干预）

生活环境护理内容如图 4-50 所示。
（1）保持谵妄老人居住环境的舒适性。
（2）为谵妄老人搓背、嘱其喝热牛奶以促进睡眠。
（3）鼓励谵妄老人玩刺激智力的游戏，如文字游戏。
（4）给谵妄老人阅读东西，帮助其恢复认知功能，对发生谵妄且思维混乱的老年人，反复给予讲解，并给其一定暗示。

（5）识别并了解老年人的老年谵妄状态，及时予以疏导。

（6）帮助谵妄老人恢复定向力，在其情绪稳定的时候，呼唤其姓名，并告之所处环境、时间等信息。

（7）构建谵妄老人的社会支持系统，特别是构建其家庭内部支持系统，让家属支持谵妄老人。由于谵妄老人对熟悉的人或事物有较强的记忆力，所以家属陪护对其记忆障碍、思维障碍等的恢复有积极的帮助作用。

（8）保持舒适的环境。保持居室安静、空气流通、温度适宜、床铺整洁，避免其他老年人围观。

（9）谵妄早期阶段让谵妄老人做一些力所能及的事情，如让谵妄老人准备一个备忘录，用来记录电话号码、人名、地名和需要办的事情等。训练老人多用脑，减缓脑功能的衰退。

（10）睡眠护理。谵妄病程波动性症状朝轻暮重，必要时除遵医嘱使用药物安眠外，夜间灯光应柔和暗淡，防止黑暗带来的恐惧，尽量减少人员流动，减少噪声，确保谵妄老人充足睡眠，以促进大脑功能恢复。医护人员夜间巡视时，必须密切观察谵妄老人的病情。

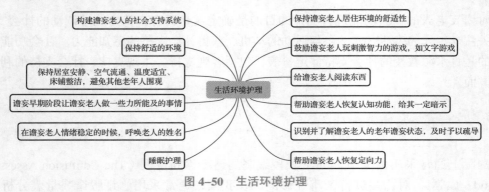

图 4-50　生活环境护理

二、个案工作方法

谵妄老人个案工作方法如图 4-51 所示。

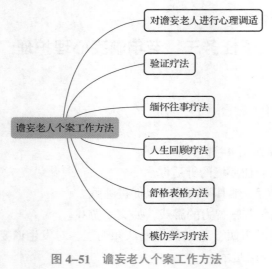

图 4-51　谵妄老人个案工作方法

1. 对谵妄老人进行心理调适

（1）帮助谵妄老人激发其自我效能感系统。

班杜拉在1982年提出了自我效能理论，认为自我效能感是指"人们对自身能否利用所拥有的技能去完成某项工作行为的自信程度"，即个人对自己完成某项工作能力的主观评估。评估的结果如何，将直接影响一个人的行为动机。如果能激发谵妄老人战胜认知和情绪问题的自我效能感，帮助其树立战胜认知和情绪问题的信心，将会对老年谵妄的治愈起到事半功倍的效果。

（2）鼓励谵妄老人多进行积极心理暗示。

有研究表明，老年人在接受积极心理暗示的心理护理后，他们在躯体化、人际关系敏感、抑郁、焦虑、恐怖等各因子的得分普遍偏低。也就是说，给老年人积极的心理暗示可以改善老年人的心理健康状况。因此，对谵妄老人进行积极心理暗示，让他们对自己说"没有问题""我能行"等积极的心理暗示语言，可以有效减缓谵妄老人的症状。对发生谵妄且伴有思维混乱的老年人，经常反复给予讲解，给予一定的暗示，对促进其认知功能的恢复有积极的作用。

2. 验证疗法

认知行为疗法是一种常见的处理认知和情绪问题的干预方法，适用于认知功能、心智功能完好的老年人。但谵妄老人由于认知功能损伤，并不适用于认知行为疗法。20世纪60年代，老年社会工作者奥米·费尔采用了验证疗法和谵妄老人进行沟通。

（1）验证疗法假设。

即使谵妄老人所说的东西对任何人来说都没有什么意义，但是谵妄老人每次都是在试图与照顾者和其他人沟通。

（2）验证疗法含义。

验证疗法不会试图引导谵妄老人建立他们的时间感和方位感，而是尊重头脑混乱的谵妄老人眼中的现实世界，运用谵妄老人的现实世界观而非照护者的现实世界观去理解谵妄老人，明白他试图传达的信息。

（3）验证疗法原则。

① 运用验证疗法，照护者不会去和谵妄老人争论，不会力图引导谵妄老人去辨别时间和方位，而是认为试图退回谵妄老人的另一阶段可能会重建谵妄老人的安全感和保障感。

案例：丧偶多年的谵妄患者李阿婆，最近总是不断在问：我丈夫老张下班了吗？

用验证疗法不会去矫正老人，告知其老伴已经离世多年，而是会说"你一定很想你丈夫"或"我知道现在你孤单一人一定很害怕"。验证疗法不会把老人所说的话当成是她糊涂了，而是解释为她表达了丈夫没在身边的孤独感或悲伤感。

② 验证疗法不会去强化或消除带来麻烦或苦恼的行为，而是接受这些行为，并把它当成谵妄老人的某种需求、感受等，并与他们进行沟通。

案例：王阿姨是一位谵妄老人，在洗澡的时候情绪激动不安，总是大吵大闹。

如果用验证疗法不会去尽力约束情绪激动不安的老人，不会去试图跟他讲明道理，而是向老人保证已经采取了一切措施保护其隐私。

③ 验证疗法主要着眼点在于保持与谵妄老人的沟通，而非对抗谵妄老人损伤的认知能力。

3. 缅怀往事疗法

缅怀往事疗法适用范围。

（1）适用于谵妄老人，缅怀往事会唤回老年人的正面情绪。

（2）适用于有一定认知功能的轻微谵妄老人。不适用于有严重认知问题的老年人。

4. 人生回顾疗法

人生回顾疗法流程参见焦虑障碍老年人心理护理措施。

5. 用舒格表格方法增强老年人记忆

在谵妄早期，使用一些辅助记忆的方法，可以帮助老年人更容易记住周围的事物，同时可以避免其进入神志混乱的状态。如运用舒格表格记忆法增强老年人的记忆力。

6. 模仿学习疗法

模仿学习疗法通常采用影视录像、听录音、由心理护理人员亲自做示范等方式，具体方式如图 4-52 所示。

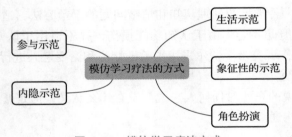

图 4-52　模仿学习疗法方式

（1）生活示范。

由示范者演示适当行为，让谵妄老人观察，观察几次后，让其重复示范者的行为，并对之进行强化。

（2）象征性的示范。

可以采用相关的电影和录像、图画、游戏等为老年人进行示范，并对老年人的模仿行为进行强化。还可以采用象征性示范，或者说自我示范，将谵妄老人的行为和别人的行为录下，让其观察采用不同方式行事的结果并进行自我强化。

（3）角色扮演。

由心理护理人员预先设计一个情景，心理护理人员和谵妄老人一起扮演该情景中的不同角色，通过这样的特定情景进行互动，让老年人明白什么样的行为方式是更合理更有效的。

（4）参与示范。

心理护理人员亲自参与演示行为，引导老年人改变行为。

（5）内隐示范。

通过心理护理人员的描述，帮助老年人进行想象、思考等来改变当前不良行为，以达到目标行为。

7. 运用优势视角和增能理论为谵妄老人增能

优势视角认为，每个个体、群体、组织和社区都有内在能力，都有天赋、知识、社会支持和资源。强调任何过程都要重视服务对象的优势，即要善于发现服务对象的优势和资源，勇敢面对生命中的挫折和不幸。每个个体都有自己的优势，只不过在遭遇了人生中的不幸事件时，自身的优势被无限缩小，而负面的情绪和弱势则被无限放大，使个体陷入痛苦之中。

三、小组工作方法

1. 动机激发小组

（1）动机激发小组的动机。

为了帮助谵妄老人树立自尊心，重新把握自己的生活。

（2）小组组员资格（适用老年人）。

①有一定语言能力、认知功能的谵妄老人。

②能积极参加小组活动。

（3）小组活动周期：动机激发小组每周举办一次活动，小组活动共 5~12 次。

（4）小组活动内容，如图 4-53 所示。

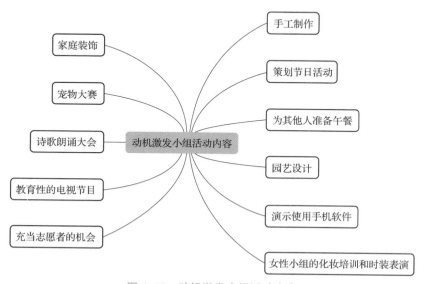

图 4-53 动机激发小组活动内容

2. 支持性小组

（1）小组组员资格（适用老年人）。

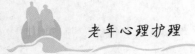

① 参加小组活动的老年人情绪要稳定。

② 能听进别人说的话。

③ 有轻度认知情绪问题的老年人。

④ 不愿谈论感受的老年人不适合参加。

（2）小组活动周期：支持性小组每天一般活动 1~2 次。

（3）小组活动内容。

　　成功的支持性小组都是为了构建温暖的、相互尊重的小组氛围，鼓励小组成员大胆讲出自己的"故事"。通过这些"故事"可以发现情绪悲伤的老年人的内向、痛苦、失落、愤怒等问题，同时找到解决方法来应对这些问题。

3. 现实辨识小组

（1）小组组员资格（适用老年人）：

① 有轻度到中度思维混乱的老年人。

② 记忆力部分丧失的老年人。

③ 有一定认知功能的老年人。

④ 适用于谵妄早期的老年人。

⑤ 有弄清时间、方位定向动机的老年人。

（2）小组活动周期：支持性小组每天一般活动 1~2 次，每次 30 分钟。

（3）小组活动内容，如图 4-54 所示。

活动目的是刺激老人的感觉系统：如制作艺术品、听音乐、简单智力游戏等。

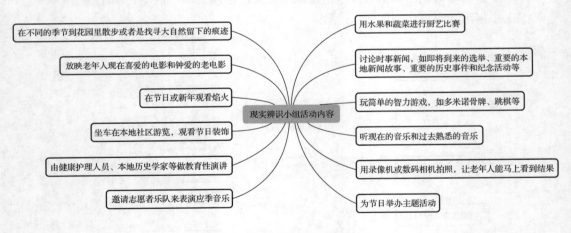

图 4-54　动机激发小组活动内容

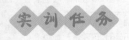

一、场地及设施要求

　　空旷教室，教室宽敞明亮、干净整洁，配窗帘、可移动拼装桌椅和大屏幕等多媒体设备，以及胶带、白纸、画笔等实训课用品。

二、实训人员分组

运用滚雪球、寻找有缘人等分组方法把学生按实训项目要求分成多个小组，每组8~10人。每组寻找团队负责人，负责带领自己小组完成项目目标。

三、项目（案例）分析

1. 案例呈现

78岁田爷爷和老伴田奶奶一起生活，二老平日神智正常，可独立生活，两人育有一个儿子，儿子未和田爷爷夫妇一起生活。有一天田爷爷发烧、咳嗽，被送到医院急诊，退热后第二天，田爷爷突然不认识家人，并伴有睡眠倒错、情绪烦躁，时间和空间定向力差，计算力下降，反复说有人要害他。

2. 教师提出问题

教师引导学生了解并分析案例情景，结合案例材料，运用所学知识，分析案例中老年人的问题，并制定心理护理方案。

3. 情景模拟

每组在组长的带领下，进行案例情景模拟。

四、参考答案

1. 需求问题分析

首先对老年人及其家属进行生理评估与心理评估，主要了解老年人的身体情况、情绪状态、意志力等基本情况。

2. 对问题进行预估

分析案主及其家人目前所面临的问题。

3. 心理（护理）干预

运用个案工作方法、小组工作方法、社会支持工作方法对谵妄老人进行干预。运用治疗性沟通等技巧和服务对象建立良好的互动关系；运用个案工作方法，对老年人进行情绪调适，通过积极关注、安慰、支持与疏导进行情绪调节；从优势视角和增能理论视角为服务对象增能；运用小组工作方法，让服务对象参加动机激发小组；为服务对象构建社会支持系统，取得家庭和社会的支持。建议家属保证老年人的居住环境干净舒适，督促老年人养成良好的生活方式，如减少睡前活动、避免睡前兴奋、多听听音乐等。

建议患病老年人养成良好的生活方式，通过支持与鼓励、倾听和积极关注、说明与指导、控制与训练的运用，帮助老年人积极适应外在环境。构建老年人的家庭支持系统，引导家属给予老年人更多的关心，尤其是精神上的理解与关爱，理解他们的痛苦，在和老年人交流沟通中注意自己的言行方式。

五、分组汇报：

按分组写出汇报提纲，并进行优缺点分析和可行性分析。教师对各小组的汇报进行评价，鼓励学生从多个角度去思考、分析和解决问题，注重方案的切实可行性。

六、互评与总结

在教师引导下，各小组互评（优点与不足），教师做总结性评价。

通过这一系列过程，运用所学内容，提高学生的学习兴趣和积极性这种"做中教、做中学"的教学模式，能够加深对知识的理解，提高学生对技能掌握的效率。

项目五　　临终老人心理与护理

【知识目标】

◇ 掌握临终老人的心理特点及行为反应，以及与临终老人的沟通技巧及护理技能知识。
◇ 熟悉临终老人心理变化的不同阶段及特点。
◇ 了解死亡宣传与教育知识。

【能力目标】

◇ 能够判断临终老人的心理需求。
◇ 能够为临终老人提供心理护理服务。
◇ 能够与临终老人进行技巧性的沟通，使他们能够安详地离开人世。

【素质目标】

◇ 树立关爱生命、珍惜生命、尊重死亡的观念。
◇ 树立时刻准备为临终老人做好心理护理的坚定信念。
◇ 养成积极主动参与临终老人护理的自觉性。

对临终老人进行的介入，称为"临终关怀"。"临终关怀"是指对濒临死亡的老年患者给予亲切的抚慰、良好的照顾和尽可能的帮助，使其安然故去。最早对临终患者的照料是 1967 年在英国伦敦由桑德斯首创的圣克里斯多费临终关怀医院。在我国，"临终关怀"一词在 20 世纪 80 年代被正式应用。香港的学者称之为"善终服务"，在台湾地区被称为"安宁照顾"。

临终关怀的服务对象是情况特殊的临终老人，即将离开人世，临终老人承受着身体和精神的双重痛苦。让这些老年人的身体和精神状态得到真正意义上的"宁养"，就要开展临终关怀工作。给予临终老人"临终关怀"对老年人有尊严地度过人生的终点起着积极的作用。它是为临终老人及其家属提供生理、心理、社会、精神等方面的全面支持与照护的一种特殊的医疗保健服务，是一项新兴的社会公益事业。它涉及每个人的生命尊严、生活质量、家庭慰藉、社会支持和优死教育等方面的内容，是社会进步与文明的重要标志。因此，通过本项目的实施，能够让学生掌握临终老人的心理及行为特点；学会善待临终老人及其家属，并为临终老人及其家属提供良好的心理舒缓照护，以提升老年人的生活质量，使其安详、无憾地走完人生旅程。

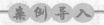

万阿姨，72岁，武汉人，退休前从事行政工作，患有食道癌，手术两年后病情逐渐加重，化疗三年，放疗无数次，目前吞咽有困难，只能喝下流质食物和水，疼痛难忍，与老伴一起生活，两子一女都在外地工作，心身痛苦折磨得她日不能食，夜不能寐，老年谵妄、抑郁情绪日益严重。万阿姨性格直爽、豁达、健谈，因化疗反应不适，病情恶化转至宁养院，后病情稍微好转再次进入放化疗中心接受治疗，此后，万阿姨就对未来和生死缺少希望，但可以感受到万阿姨有极强的求生欲望，也期望能早日康复。

请问：可以给万阿姨提供哪些心理护理？

针对以上案例，你需要完成的任务是：

任务一：了解、熟悉临终关怀概述

任务二：熟悉并掌握临终老人心理护理

任务一
临终关怀概述

一、临终关怀内涵

1. 临终关怀内涵

临终关怀致力于满足各个年龄阶段的服务对象生理、心理、社会和精神需要。临终关怀的假设前提是死亡应被视为生命历程中的正常事件，既不应该加速也不应该延缓其进程。

2. 临终关怀理论假设

临终关怀的关注点并非要设法根治不治之症，而是运用缓解痛苦的姑息疗法来对待不治之症。

二、临终关怀原则

临终关怀的原则如图 5-1 所示。

（1）临终关怀的服务对象是患者本人及其家人。

（2）临终关怀需要关注服务对象及其家人生理、心理、社会、精神方面的全面需求。

（3）尊重生命，尊重死亡。

（4）临终关怀把控制疼痛、病症放在第一位。

（5）维护服务对象的尊严。

（6）注重临终生命质量。

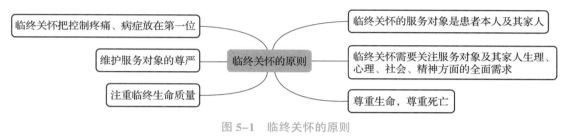

图 5-1 临终关怀的原则

三、临终老人的需求

临终老人的需求如图 5-2 所示。

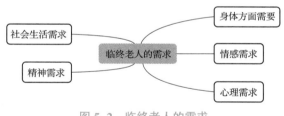

图 5-2 临终老人的需求

1. 身体方面需要

虽然濒临离世的老年人已经在调整自己接受病痛带来的躯体上的变化，但他们依然关心自己的身体形象和其他人对自己的观感，老年人也想有尊严地离世。

2. 情感需求

濒临离世的老年人在情感和心理上的需要就像他们在身体方面的需要一样。他们需要尽可能长地保持对自己生命的某种掌控感。如果老年人的身体许可，认知能力可以胜任，就可以让他们通过预留治疗指示参与决定临终治疗方案或者是参与决定日常护理方案以获得这种掌控感。

3. 心理需求

接受濒临离世的现实是个痛苦的过程，老年人可能会感到悲哀、愤怒、怨恨、害怕、

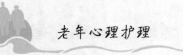

恐慌。老人需要时间调整自己，适应即将离世这件事情。

4. 社会生活需求

濒临离世的老年人有和家人和朋友保持接触的需求，但家人和朋友可能会感觉和濒临离世的老年人待在一起不舒服，所以经常有抽离行为。

5. 精神需求

即使没有宗教信仰的老年人，在濒临离世时也可以让他们通过精神辅导整理好自己的精神家园。

四、临终老人的心理过程

临终老人在经历离世的过程中，会出现不同的心理反应，通常要经历以下阶段，如图5-3所示。

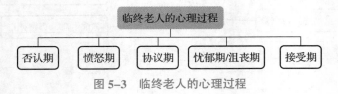

图5-3　临终老人的心理过程

任务二
临终老人心理护理

一、临终老人心理护理（干预）策略

心理护理人员通过观察临终老人的行为表现和情绪反应，有意识地对他们进行心理健康教育，教给临终老人一些缓解心理压力的小方法。

（1）建议临终老人多和青少年接触，每周可以邀请学生志愿者来和临终老人交流，这样会使临终老人感到年轻。

（2）保持积极乐观心态。

当缺乏信心时，不妨想象过去的辉煌成就，或想象过去自己成功的景象，以有效恢复自信。

（3）学会自我疏导和自我放松。

在面临每天的例行干扰之前，学会放松数秒，养成蓄意放松数秒钟的习惯，以有效稳定情绪。

在与临终老人的沟通过程中，方法是至关重要的。对不同情况的临终老人，在不同的时机采用不同的方法才可能取得良好的沟通效果，并对临终老人的心理起到稳定和慰藉的作用。和临终老人常用的沟通技巧如图5-4所示。

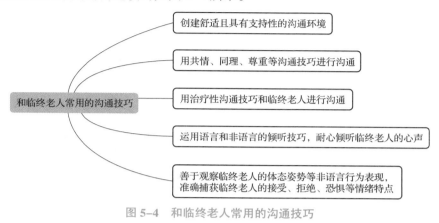

图 5-4　和临终老人常用的沟通技巧

二、临终老人心理干预（护理）的主要措施

（一）个案工作方法

1. 对临终老人进行心理调适

（1）为临终老人提供情感支持。

（2）为临终老人及其家属争取权益。濒临去世老人及其家属可能会心绪不宁，不能和医护人员进行详细沟通，此时我们的服务人员可以代表临终老人家属和专业人员进行沟通。

（3）为临终老人及其家属链接资源，提供资讯。专业心理护理人员为临终老人及其家属收集有关病情、备选处置方案、预留治疗指标、临终关怀、支持性服务等相关政策信息，帮助组织材料，把难以应付的挑战分解成更容易掌控的事宜，让其家属能清楚地了解情况。

2. 对临终老人进行积极心理暗示训练

对临终老人进行积极心理暗示，可以有效减缓临终老人的症状。

3. 认知行为疗法

临终老人由于要承担身体和精神的双重压力，需要运用认知行为疗法对其进行认知和情绪的疏导。

认知行为疗法实施过程如下：

（1）准备阶段。心理护理人员在准备阶段会和临终老人解释认知行为疗法的知识，目的是让临终老人认识自我在心理护理过程中的角色，澄清角色；同时也考虑认知行为疗法是否适合临终老人。

（2）共同识别阶段。一旦心理护理人员和临终老人决定继续进行认知行为疗法，就需要双方互相协作。

（3）改变阶段。当临终老人认识到事件、想法和感受之间的联系，他们就能识别和矫正自己认知上的扭曲。在认知行为疗法的认知改变阶段，通常采用刺激控制和行为预演两种行为技术。刺激控制是指重新安排、消灭或尽量减少带来困扰的刺激。

4. 缅怀往事疗法

缅怀往事疗法适用范围。

（1）适用于临终老人，缅怀往事会唤回临终老人的正面情绪，缓解死亡带来的恐惧。

（2）适用于有一定认知功能的临终老人，不适用于有严重认知问题的临终老人。

5. 运用优势视角和增能理论给临终老人增能

优势视角认为，每个个体、群体、组织和社区都有内在能力，都有天赋、知识、社会支持和资源。它强调任何过程都要重视服务对象的优势，即要善于发现服务对象的优势和资源，勇敢面对生命中的挫折和不幸。每个个体都有自己的优势，只不过在遭遇到了人生中的不幸事件时，自身的优势被无限缩小，而负面的情绪和弱势则被无限放大，使得个体陷入痛苦之中。

（二）小组工作方法

通过对临终老人的心理护理（干预），引导临终老人正确看待自己身体机能的下降带来的生活变化以及面对死亡时的心理状态问题。帮助临终老人家属面对丧亲的现实。与临终老人和家属进行有效的沟通，使临终老人和家属有更多的内心自我开放度，从而更精确地了解临终老人临终前的愿望和要求，让临终老人带着满足感、安全感、尊重感，走完最后的旅程。

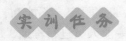

一、场地及设施要求

空旷教室，教室宽敞明亮、干净整洁，配有窗帘、可移动拼装桌椅和大屏幕等多媒体设备，以及胶带、白纸、画笔等实训课用品。

二、实训人员分组

运用滚雪球、寻找有缘人等分组方法把学生按实训项目要求分成多组，每组8~10人。每组寻找团队领导人，负责带领自己小组完成项目目标。

三、项目（案例）实训分析

1. 案例呈现

临终老人方阿姨从直肠癌转至淋巴癌，身体遭受的痛苦加剧，由于已经是癌症晚期，治疗无望，方阿姨的求生欲望又极强，这使她陷入了绝望的境地。由于方阿姨的老伴去世得很早，所以她一直和儿子生活在一起。儿子结婚后单独生活，平时忙于工作，但仍抽出时间来照顾母亲。工作上的压力、母亲的身体状况、住院的治疗费用给他造成了不小的心理负担。因为想等事业稳定，有一定的经济基础后再考虑生孩子的问题，所以生孩子一直不在他的计划中。此外，和方阿姨住在一起的是她的二姐，平日里肩负着照顾方阿姨的重任，而且她本身也是一位老年人，看到自己的妹妹这样受罪，对她而言，也是一种极大的痛苦。

2. 教师提出问题

教师引导学生了解并分析案例，结合案例材料，运用所学知识，分析案例中老年人的问题，并制定心理护理方案。

3. 情景模拟

每个小组在组长的带领下，进行案例情景模拟。

四、参考答案

针对以上案例我们可以制定如下临终老人的心理干预措施。

（1）先对临终老人及其家属进行评估，包括生理评估与心理评估，主要了解老年人的基本情况。

（2）心理（护理）干预。

运用个案工作方法、小组工作方法、社会支持工作方法对临终老人及其家属进行干预。我们首先要明确临终老人及其家属的需求。老年人在得知自己病入膏肓后，其心理一般经过了拒绝、愤怒、挣扎、沮丧、接受的过程。在临终老人即将离世的时光里，不仅需要忍受身体的病痛，而且要面对严重疾病所带来的心理上的问题。临终老人的家属在陪伴老人最后的时光里，也同样经历着一系列的压力。老人的疾病、医药费用支出、情感支持等，使他们的心理也产生了一系列的变化。从接受老人生病的事实，到老人走向死亡的过程，直至老人去世后的丧亲悲痛，这一系列的问题对老人的亲属而言都有很大的压力。因此临终老人的亲属同样面临着各个方面的需求。

运用个案工作方法、小组工作方法、社会支持工作方法对临终老人进行干预。运用治疗性沟通等技巧和服务对象方阿姨建立良好的互动关系；运用个案工作方法，对临终老人进行情绪调适，通过积极关注、安慰、支持与疏导进行情绪调节；从优势视角和增能理论视角给服务对象增能；运用小组工作方法，让服务对象参加动机激发小组；为服务对象构建社会支持系统，取得家庭和社会的支持。建议家属保证临终老人的居住环境干净舒适等。

运用人生回顾疗法，为临终老人做一份旅行笔记，让老人给最想留念的人留言；对方阿姨家人进行哀伤辅导。

五、分组汇报

各小组写出汇报提纲，并进行优缺点分析和可行性分析。教师对各小组的汇报进行评价，鼓励学生从多个角度思考、分析和解决问题，注重方案的切实可行性。

参考文献

[1] 胡英娣. 老年人心理与行为 [M]. 北京：海洋出版社，2019.

[2] 余运英. 老年心理护理 [M]. 北京：机械工业出版社，2019.

[3] 马存根. 医学心理学 [M]. 北京：人民卫生出版社，2019.

[4] 高焕民，李丽梅. 老年心理学 [M].2 版. 北京：科学技术文献出版社，2017.

[5] 马晓风，董会龙. 老年人心理护理 [M]. 北京：海洋出版社，2017.

[6] 周郁秋，张渝成. 康复心理学 [M]. 北京：人民卫生出版社，2016.

[7] 王婷. 老年心理慰藉实务 [M]. 北京：中国人民大学出版社，2015.

[8] 全国社会工作者职业水平考试教材编写组. 社会工作实务 [M]. 北京：中国社会出版社，2019.

[9] 全国社会工作者职业水平考试教材编写组. 社会工作综合能力 [M]. 北京：中国社会出版社，2019.

[10] 王宇中，李慧民，李越美，等. 护理心理学 [M]. 郑州：郑州大学出版社，2012.

[11] 胡勤勇，周晓渝. 老年心理护理基础 [M]. 北京：科学出版社，2014.

[12] 孙颖心. 老年心理护理与康复咨询 [M]. 北京：经济管理出版社，2006.

[13] 李妍. 护理心理学 [M]. 北京：人民卫生出版社，2011.

[14] 张银玲. 护理心理学 [M]. 北京：人民卫生出版社，2009.

[15] 徐传庚. 护理心理学 [M]. 北京：中国医药科技出版社，2009.

[16] 刘梦. 老年社会工作 [M]. 北京：中国人民大学出版社，2008.

[17] 牛格琴，严冬，张建芳. 认知性心理护理应用在老年抑郁症护理中的临床价值探讨 [J]. 心理月刊，2020，15（4）：93.

[18] 任姗姗，李瑛. 个性化心理护理对老年患者负性情绪的干预 [J]. 中国冶金工业医学杂志，2020，37（1）：35-36.

[19] 黄琼琼. 心理护理在老年糖尿病患者中的应用观察 [J]. 基层医学论坛，2020，24（3）：383-384.

[20] 徐燕琼.调查心理护理干预应用在老年糖尿病患者康复治疗中的干预效果 [J].临床医药文献电子杂志，2020，7（4）：115-117.

[21] 魏杰.心理护理在老年胃溃疡大出血患者中的应用 [J].中国医药指南，2020，18（1）：208-209.

[22] 郑旭磊，赵相欣，周艳，等.认知重建技术在老年抑郁症患者心理护理中的应用 [J].黑龙江科学，2020，11（2）：96-97.

[23] 王利英.心理护理及健康教育对老年肺癌患者生存质量及情绪的影响 [J].心理月刊，2019，14（24）：106.

[24] 师成岳.老年癌症晚期病人疼痛的心理护理干预分析 [J].实用临床护理学电子杂志，2019，4（52）：111-112.

[25] 刘莹莹.心理护理对老年糖尿病患者焦虑抑郁情绪的改善和护理质量评价 [J].心理月刊，2019，14（23）：45-46.

[26] 郭昶晔.心理护理对老年原发性高血压患者生活质量和心理状态的改善 [J].中西医结合心血管病电子杂志，2019，7（34）：129-141.

[27] 李娜.心理护理改善老年糖尿病患者焦虑抑郁情绪的效果及措施评价 [J].中西医结合心血管病电子杂志，2019，7（34）：159-161.

[28] 刘洁.综合心理护理干预在老年冠心病患者的临床效果分析 [J].医学食疗与健康，2019（16）：125-126.

[29] 许永玮.心理护理对老年高血压患者治疗依从性的影响分析 [J].心理月刊，2019，14（22）：77.

[30] 陈坤萍.社区老年高血压患者的长效心理护理干预方法及效果观察 [J].实用临床护理学电子杂志，2019，4（48）：56.

[31] 王琛.个性化心理护理在老年脑梗死患者护理中的应用价值 [J].全科口腔医学电子杂志，2019，6（33）：131-132.

[32] 罗利.城乡老年人情绪调节特点及对日常情绪的影响 [J].中国老年学杂志，2014（10）：5837-5839.

[33] 范舟平.老年人的社会适应辅助 [J].兰州教育学院学报，2012（12）：69-71.

[34] 贾赫.老年人常见心理问题及护理对策 [J].护理实践与研究，2009，6（6）：85-87.

[35] 廖红.老年人的心理特点及自我调适 [J].基层医学论坛，2009（5）：463-464.

[36] 刘碧英.老年人心理特点与心理保健 [J].中国临床心理学杂志，2005，13（3）：373-374.

[37] 尹建国.老年人认知、情绪心理特点刍议 [J].胜利油田师范专科学校学报，2003（6）：113-114.

[38]Pilkington K. Anxiety，depression and acupuncture: A review of the clinical research[J]. Auton Neurosci，2010（10）：91-95.

[39]Grippo A J, Johnson A K. Stress，depression and cardiovascular dysregulation: a review of neurobiological mechanisms and the integration of research from preclinical disease models[J]. Stress. 2009，12（1）：1-21.

[40]William P S，Tovah Y. Diabetes and depression: The role of social support and medical symptoms[J]. Journal of Behavioral Medicine，2006，29（6）：523-531.

[41]Lea B，Tami P，Pnina E H，Uwe K. Psychological intervention in cancer patients: a randomized study[J]. General Hospital Psychiatry，2001，5（23）：272-277.

[42]Aranda M P，Lee P，Wilson S. Correlates of depression in older Latinos[J]. Home Health Care Services Quarterly，2001（1）：1-20.

[43]Inouye S K，Bogardus S T，Charpentier P A，et al. A multicomponent intervention to prevent delirium in hospitalized older patients[J]. New England Journal of Medicine，1999（9）：669-676.